Stephanie Palm | Ursula Scholz

Typberatung, die anzieht

STEPHANIE PALM
URSULA SCHOLZ

Typberatung, die anzieht

Ideen & Impulse FÜR MEHR STILGEFÜHL

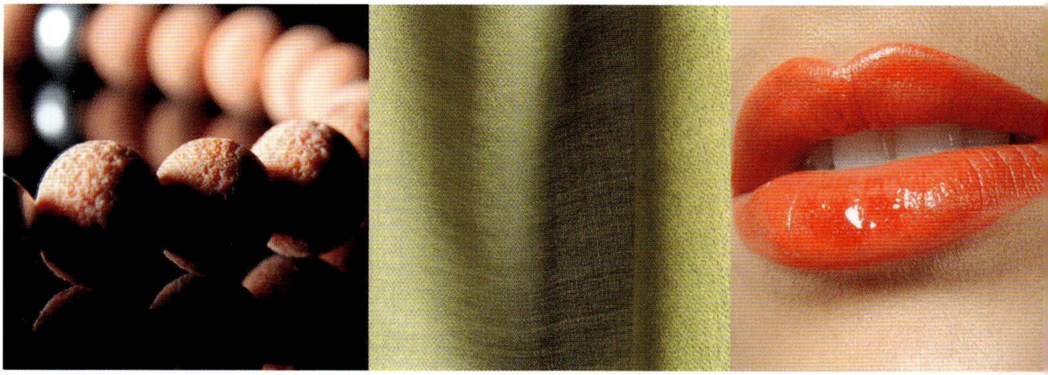

ANACONDA

Die Deutsche Nationalbibliothek verzeichnet diese Publikation in der Deutschen Nationalbibliografie; detaillierte bibliografische Daten sind im Internet unter http://dnb.d-nb.de abrufbar.

Umschlagmotiv: Ursula Scholz
Umschlaggestaltung: Druckfrei. Dagmar Herrmann, Köln
Satz und Layout: Druckfrei. Dagmar Herrmann, Köln
Printed in Czech Republic 2013
ISBN 978-3-86647-447-5
www.anacondaverlag.de
info@anaconda-verlag.de

Inhalt

Die wahre Schönheit einer Frau

Mit 3 Jahren: Sie schaut sich an und sieht eine Königin.

Mit 8: Sie schaut sich an und sieht Schneewittchen oder Dornröschen.

Mit 15: Sie schaut sich an, sieht Schneewittchen, Dornröschen, ein Pop-Idol, eine Schauspielerin. Wenn sie einen schlechten Tag hat, sieht sie sich dick, hässlich, voller Pickel und sagt »Mama, so kann ich unmöglich in die Schule gehen!«

Mit 20: Sie schaut sich im Spiegel an und sieht sich zu dick/zu dünn, zu klein/zu groß, mit zu glattem/zu krausem Haar, beschließt aber, trotzdem in die Disco zu gehen.

Mit 30: Sie schaut sich im Spiegel an und sieht sich zu dick/zu dünn, zu klein/zu groß, mit zu glattem/zu krausem Haar, hat aber keine Zeit, dies jetzt zu richten und geht trotzdem los.

Mit 40: Sie schaut sich im Spiegel an und sieht sich zu dick/zu dünn, zu klein/zu groß, mit zu glattem/zu krausem Haar, aber, so sagt sie sich, »immerhin bin ich gewaschen und gekämmt«, und deshalb geht sie trotzdem los.

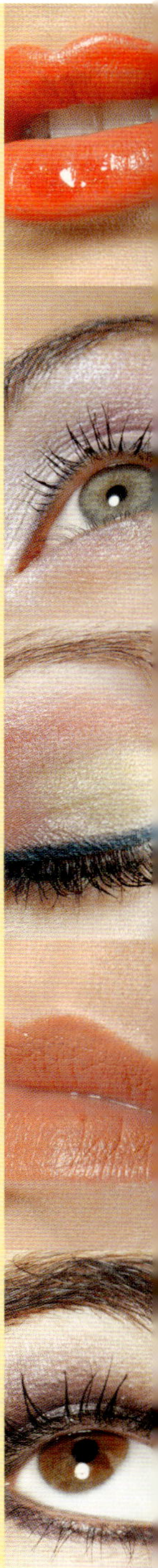

Mit 50: Sie schaut in den Spiegel und denkt »Das bin ich!«, lächelt und geht, wohin sie will.

Mit 60: Sie sieht sich im Spiegel an, denkt daran, dass manche gar nicht mehr in den Spiegel schauen können, lächelt und zieht los, um die Welt zu erobern.

Mit 70: Sie sieht sich im Spiegel und sieht Erfahrung, Gewandtheit, ein erfülltes Leben. Sie lächelt und zieht los, um das Leben zu genießen …

Mit 80: Sie schaut gar nicht mehr in den Spiegel, setzt ihren kleinen lila Hut auf und zieht los, weil sie sich freut, auf dieser Welt zu sein!

Wir sollten alle unseren kleinen lila Hut viel, viel früher aufsetzen, finden Sie nicht?
Aus diesem Grund widmen wir dieses Buch unseren Töchtern:
Mädels, geht eueren Weg mit Spaß und Selbstbewusstsein!

Stephanie Palm & Ursula Scholz
Februar 2010

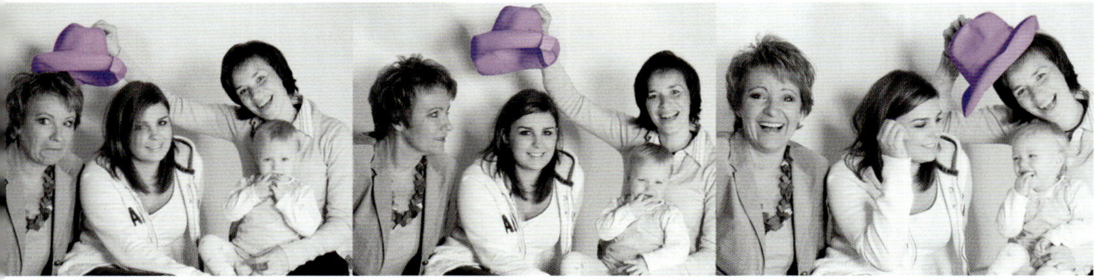

Ein Wort vorab

Willkommen, liebe Leserin,

Ich sollte mehr aus mir machen!« Gehören Sie auch zu den Frauen, die in regelmäßigen Abständen der Gedanke beschleicht, dass sie mit ein wenig mehr Know-how mehr aus sich herausholen könnten? Überfällt Sie beim Blick in den Spiegel wilde Entschlossenheit etwas zu ändern, Sie wissen nur nicht, wie? Weil Ihnen völlig klar ist, dass Sie Ihren Computer regelmäßiger updaten als sich selbst, dass der uralte Schlabberpulli schon lange nichts mehr in Ihrem Kleiderschrank zu suchen hat und Sie Ihre Frisur »eigentlich« nicht mehr an sich mögen. Doch eben dieses »Gewusst-wie« fehlt Ihnen, ist entweder zu kompliziert oder zu theoretisch – und deshalb bleibt alles so, wie es ist. Schlabberpulli, Frisur und besonders das Wörtchen »sollte«, das penetrant hinter Ihnen Mahnwache hält.

Sich besser darstellen zu können, einfach besser zu wirken, präsenter in Erscheinung zu treten und dabei doch glaubwürdig zu bleiben – wer wünscht sich das nicht? Im Dschungel der Mode-Möglichkeiten wird dabei die Auseinandersetzung mit den Wünschen der potenziellen Trägerinnen allzu oft übersehen. Stattdessen plädiert man landauf, landab für mehr Konsum und setzt (immer noch!) auf Wunschfiguren in Traummaßen, die letztlich irgendwie alle gleich aussehen. Für diese »Stoff-Wechsel-Krankheit« in unseren schnellen Zeiten zahlen Käuferinnen zudem den Preis, dass sich ihr Stilgefühl, ihr Feeling für Farben und Formen der Mode unterordnen muss, die gerade am Markt ist. Wenn Lila ein »must have« ist, dann gilt das für ganz Europa, für jede Frau in jedem Alter, von Kopf bis Fuß, immer und überall.

Die schlechte Nachricht zuerst: Daran können wir leider auch nichts ändern. Die gute Nachricht: Unser Buch will es Ihnen leicht machen, denn es stellt Sie mit Ihren Bedürfnissen und Stil-Fragezeichen in den Vordergrund – kurz, kompakt und anders. Deshalb bietet es einerseits sachliche Information mit konkreter Anleitung und eine ungewöhnliche Beleuchtung Ihrer Körper- und Gesichtsformen. Andererseits lässt es Luft für Ihre spielerische Ader, Ihr Gespür. Viele Fotos zeigen, worauf es ankommt. Sie müssen sich nicht erst durch Grundlagen kämpfen, sondern können sofort beginnen: bei und mit Ihnen selbst.

Natürlich ist es von Vorteil, das Buch chronologisch durchzugehen, aber auch, wenn Sie sich nur einzelne Kapitel in der Reihenfolge Ihrer Wahl vornehmen, profitieren Sie. Wir sind mit Sympathie und Verständnis für Sie an das Thema »Typberatung, die anzieht« herangegangen, denn wir sind völlig Ihrer Meinung: Die Zeit ist reif! Entdecken Sie Ihre Möglichkeiten, ohne dabei zum vermeintlich originellen Unikat zu mutieren. Zeigen Sie Ihre Schokoladenseiten – und bleiben Sie dabei ganz natürlich und bei sich selbst!

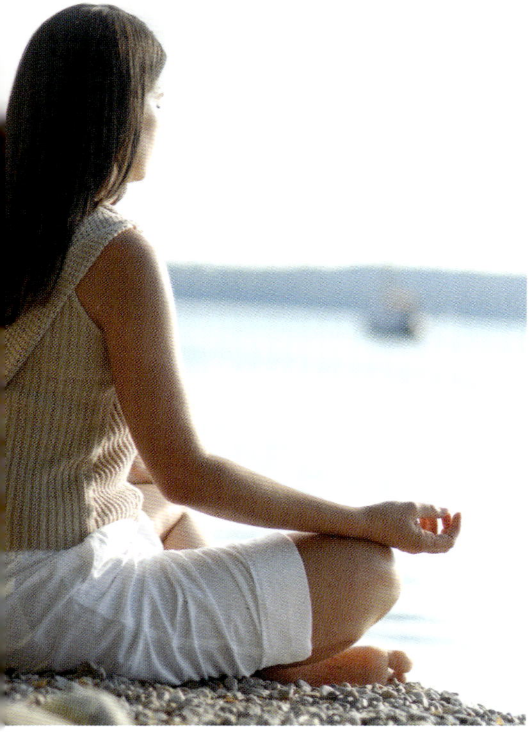

Ich kann selbst bestimmen, wie ich mich fühle!«, so formuliert es Steffi Graf und schlürft dabei behaglich eine Tasse Tee. Na ja, so wenden wir ein, vielleicht nicht immer. Aber Übung macht bekanntlich den Meister, und so verhält es sich auch mit Ihrem Stil und Ihrer Kleidung: Ein positives Eigenbild entsteht mit dem Tun – je öfter Sie üben, sich typgerecht zu kleiden, umso schneller und einfacher gelingt Ihnen Ihr ganz persönlicher Stilausdruck, bis Sie, frei nach Steffi Graf, formulieren: »Das wird schon – es ist schon! Ich spüre es durch und durch!«

In jedem Fall: Unser Buch wird Sie anleiten, selbst zu bestimmen, was zu Ihnen passt und wie Sie sich kleiden können, damit Sie sich einfach besser präsentieren. Wir möchten mit Ihnen gemeinsam ein Experiment wagen: Verlassen wir uns doch ein wenig mehr auf unser Gefühl. Uns ist wichtig, dass Sie im Laufe der Kapitel Impulse erhalten zu Fragen wie »Was läuft gerade in mir ab? – Was gefällt mir deshalb? – Und sieht mein Kleiderschrank schon dementsprechend aus?« Wir wünschen uns, dass Sie sich nach der Lektüre dieses auf Ihre Bedürfnisse zugeschnittenen Buches einfach viel besser anziehen können – und mit Ihrem Stil zufrieden sind.

Viel Spaß dabei!

Ihre Stephanie Palm und Ursula Scholz

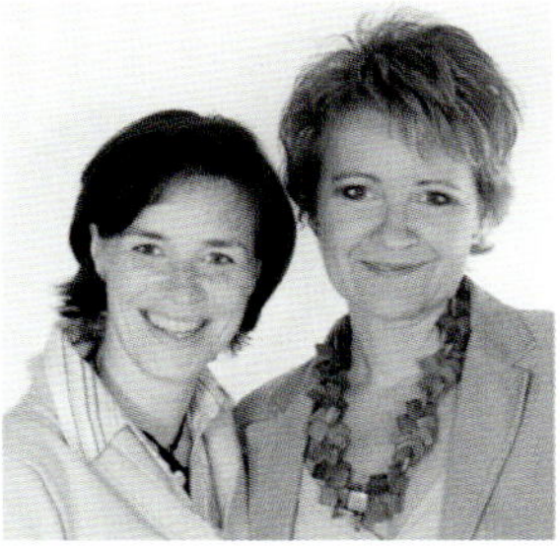

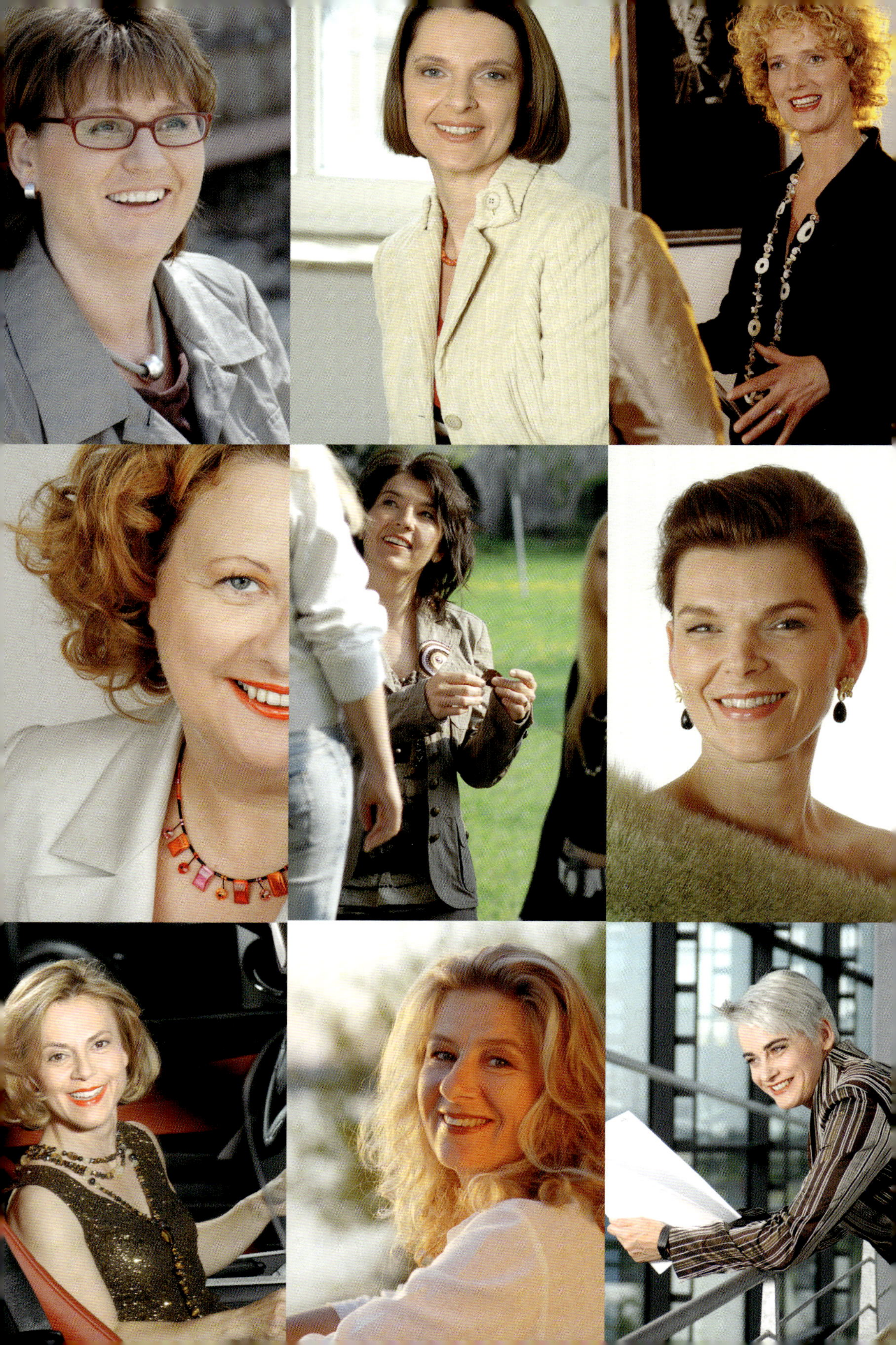

Figurgefühl – Wie Sie Ihre Proportionen ins richtige Licht setzen

Body Check

Nichts ist überzeugender als ein klares Bild, das wir unserem Gegenüber mit unserem Stil und der Wirkung, die wir damit auslösen, anbieten können. Dazu gehört auch, die Interpretationsplattform »Körper« so positiv wie möglich zu präsentieren. In diesem Kapitel erfahren Sie, welche Tipps und Tricks es gibt, damit Sie sich mit Ihrer Figur in optimalem Licht zeigen. Sie finden sich zu groß? Zu klein? Zu dünn oder zu dick? Dann kreuzen Sie einfach die Begriffe an, zu denen Sie sich passende Stiltipps wünschen. Sie erfahren, welche Stilmittel es gibt, um kleine »Problemzonen« schnell wegzumogeln. Übrigens: Wir haben die folgende Wunsch- bzw. Checkliste so formuliert, dass Sie sich gar nicht erst bei Ihren vermeintlichen Defiziten aufhalten (»Ich bin zu dick!« »Mein Busen ist zu klein!«). Denken Sie also von vornherein positiv und stellen Sie sich vor, wie Sie hinterher aussehen wollen! Sie finden Ihre Stiltipps gruppiert unterteilt in Ganzkörperwirkung, Oberkörper, Körpermitte und Unterkörper.

Los geht's! Wie möchten Sie hinterher aussehen?

Ganzkörperwirkung

- ❑ Schlanker
- ❑ Fülliger
- ❑ Zierlicher
- ❑ Größer
- ❑ Kleiner

Gesicht und Oberkörper

- ❑ Schmaleres Gesicht
- ❑ Breiteres Gesicht
- ❑ Breitere Schultern
- ❑ Schmalere Schultern
- ❑ Kürzerer Hals
- ❑ Schmalerer Hals
- ❑ Größerer Busen

Körpermitte

- ❑ Weniger Bauch
- ❑ Schmalere Taille
- ❑ Schmalere Hüften
- ❑ Hohlkreuz kaschieren

Unterkörper

- ❑ Längere Beine
- ❑ Kleinere Füße
- ❑ Schlankere Waden
- ❑ Flacherer Po
- ❑ Fülligerer Po
- ❑ Weniger Reiterhosen

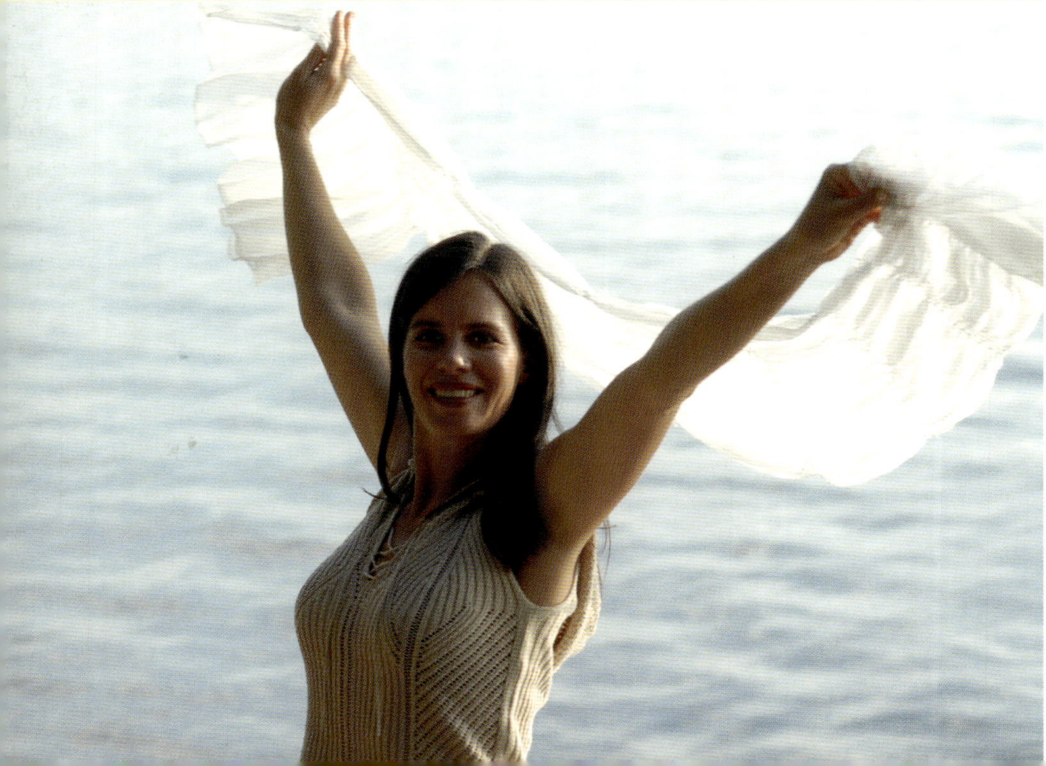

Ihre Stiltipps auf einen Blick

STILTIPPS ZUR GESAMTKÖRPERWIRKUNG

Sie möchten schlanker wirken?

- Tragen Sie Farben am besten Ton-in-Ton (1) und meiden Sie hellere Farben oder starke Farbkontraste dort, wo Sie »mit den Pfunden wuchern«.
- Das A und O in Ihrer Garderobe sind fließende, schlicht geschnittene Kleidungsstücke mit sehr guter Passform, besonders dort, wo Sie »mehr von sich haben«.
- Tragen Sie einen Figur formenden Body, der Ihre Pfunde in Form bringt und Ihnen erlaubt, (moderat) auf Figur geschnittene Garderobe zu tragen.
- Greifen Sie zu kühlen, dunklen Farbnuancen (Schwarz, Dunkelgrau, Dunkelblau). Diese geben Ihnen mehr »Fassung« als warmgrundige Farben, bei denen die Gefahr des Auseinanderfließens der Kontur besteht.
- Achten Sie auf eine durchgängige Silhouettenform, die nur im Detail, z. B. im Gürtel-, Schuh- oder Schmuckbereich farbliche oder stilistische Kontra- und Kontrastpunkte setzt.
- Betonen Sie die Längsrichtung mit Ihrer Kleidung: vertikale Streifen, Längsnähte, Bügelfalten bei Hosen, durchgeknöpfte Kleider, V-Ausschnitte, viele kleine Knöpfe etc. sind günstig für Sie: Greifen Sie z. B. zu einreihigen Jacketts mit langer Knopfleiste! (2)

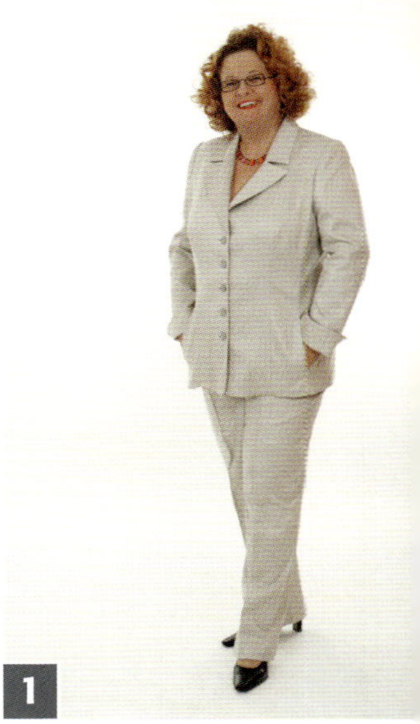
1

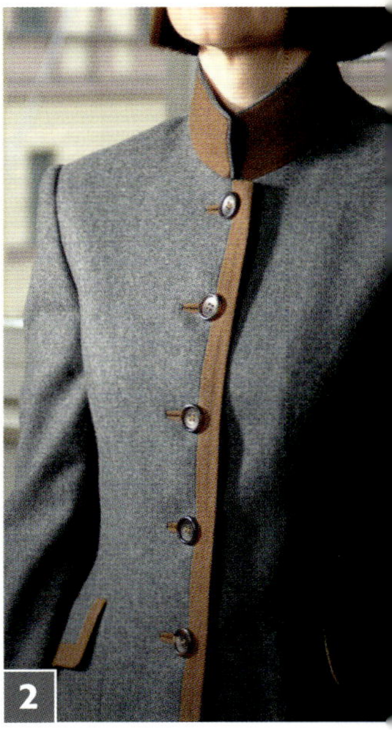
2

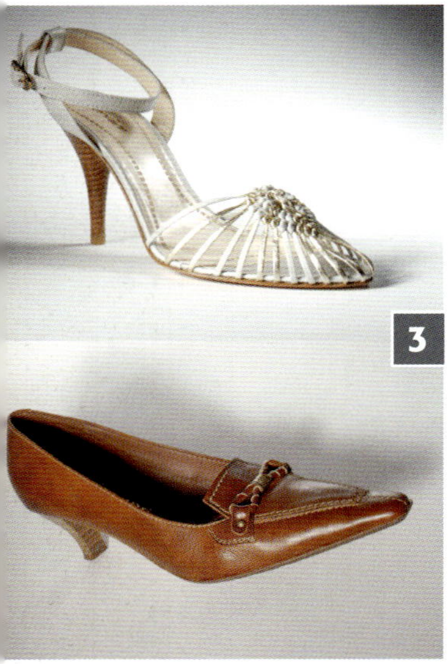

3

- Was zusätzlich streckt: Tragen Sie Schuhe mit Absatz! (3 a, b) Wenn Sie kleiner sind und/oder einen gut ausgebauten Beinbereich haben, dann meiden Sie Strümpfe mit Mustern und achten Sie darauf, Schuhe, Strümpfe und Rock in einem Farbton zu halten. Außerdem: Lassen Sie Hosen oder Röcke nicht im breitesten Teil Ihrer Waden enden.

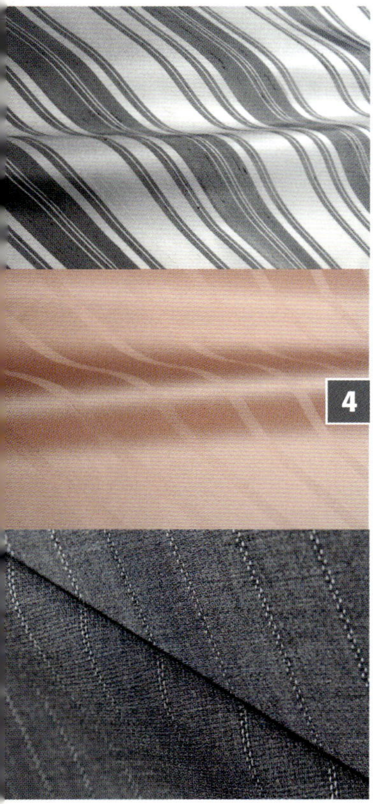

4

- Achten Sie auf griffige Materialien, die weder zu schwer und steif noch zu flatternd und leicht an Ihnen wirken, damit Sie sich von vornherein das »richtige Gewicht« geben. (4 a, b, c)
(Greifen Sie z. B. bei Überbluse, Tunika oder Cardigan zu griffigen Materialien und tragen Sie diese zu einer dunkleren Oberteil/Hose-Kombination.)
- Meiden Sie alles, was die Querrichtung an Ihnen betont: Querstreifen, breite Krägen, aufgesetzte Taschen, Gürtel, Quernähte …

Sie möchten fülliger wirken?

- Wenn es Ihre Körpergröße zulässt, dann tragen Sie Farben am besten kontrastreich und wählen Sie mittlere bis hellere Nuancen (»hell macht breit«).
- Bauen Sie verstärkt Quernähte (z. B. Schulterpassen bei Blusen) oder Quermuster (z. B. Blockstreifen für Pullis oder Shirts) in Ihre gerade geschnittenen Oberteile ein. Hosen mit Aufschlag verkürzen Ihren Beinbereich und lassen Sie fülliger wirken.
- Wählen Sie Röcke zwischen Knie umspielender Länge und wadenlang in leicht schwingender A-Form.
- Wählen Sie mittlere bis schwere Stoffe, die zusätzliches Volumen aufbauen. (5 a, b, c)
- Voluminöse Pullis mit U-Boot- oder Rundhalsausschnitt, Faltenröcke oder Puffärmel sowie gerade geschnittene Hosen mit großzügiger Beinweite erfüllen den gleichen Zweck. (6)
- Bevorzugen Sie den »Lagenlook«, d. h., tragen Sie mehrere Oberteile wie z. B Bluse oder Pulli mit Weste in unterschiedlichen Längen und Farbabstufungen übereinander. (7)

5

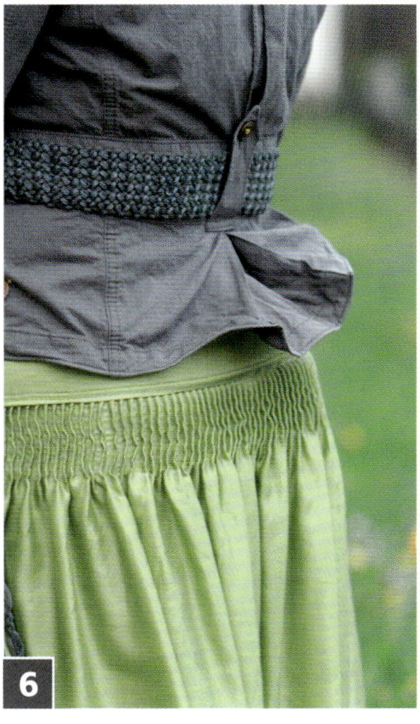
6

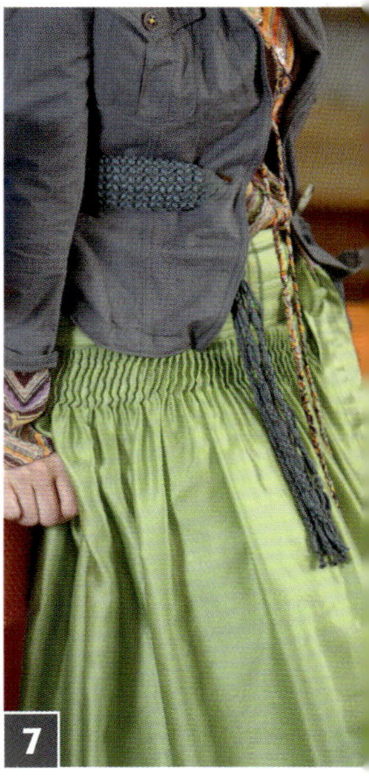
7

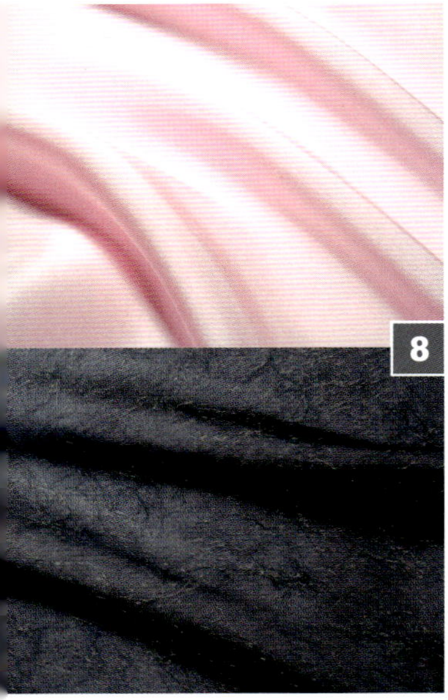

8

Sie möchten zierlicher wirken?

- Entscheiden Sie sich für weich fallende Stoffe (8 a, b) und bevorzugen Sie Farbkombinationen, die Ton-in-Ton oder uni gehalten sind.
- Vorteilhaft sind durchgängige Muster und eine vertikale Linienführung, z. B. Streifen, Längsnähte, Knopfreihen. Achten Sie darauf, dass diese Details sowie Muster im Allgemeinen grazil und fein an Ihnen wirken.
- Günstig sind außerdem durchgeknöpfte Kleider und/oder Modelle mit betonten (weil streckenden) Längsnähten, Paspelierungen und großzügigem Revers.

Sie möchten größer wirken?

- Wählen Sie Ihre Kleidung Ton-in-Ton, d. h. achten Sie auf durchgängige Farben für Ober- und Unterkörperbekleidung. Schuhe und Strümpfe in der gleichen Farbe wie Rock oder Hosenanzug/Kostüm wirken zusätzlich optisch verlängernd.
- Greifen Sie zu Schnitten, die längs betonte Nähte und Muster (9, 10) (z. B. Nadelstreifen, Bügelfalten) aufweisen, z. B. ein schmaler Bahnenrock, der nach unten leicht ausgestellt ist.

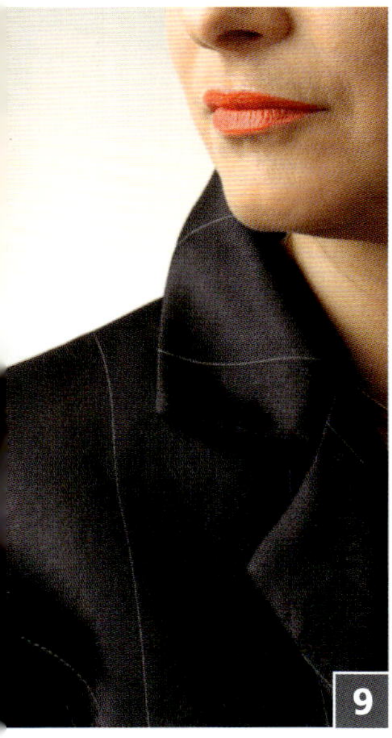

9

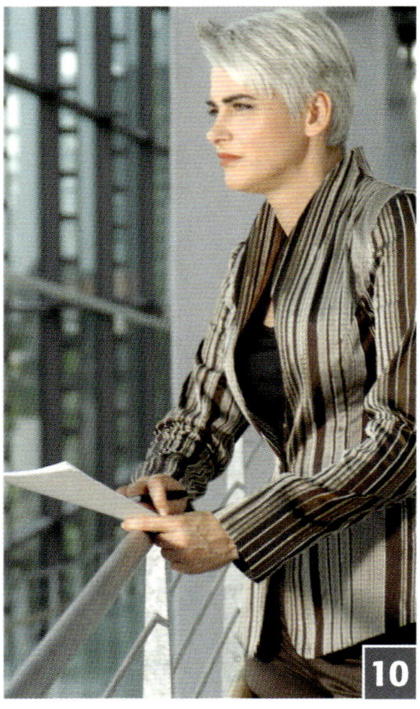

10

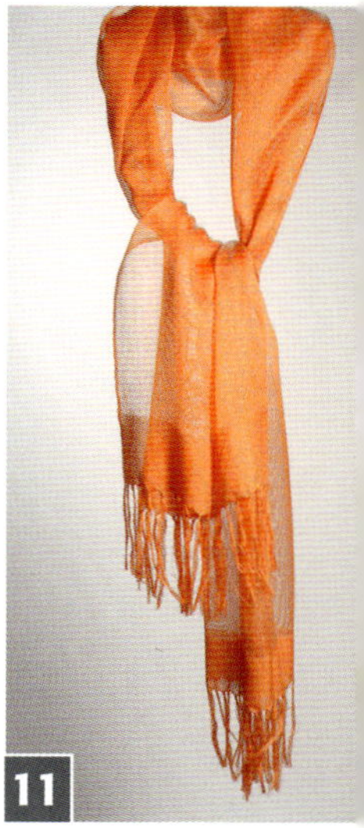

11

- Geben Sie Jacken mit langen Reißverschlüssen oder einreihigen Jacketts mit schmalem, lang gezogenem Revers und mehreren Knöpfen den Vorzug.
- Ausgeschnittene Oberteile (Vorsicht, Ort und Anlass bedenken!), die antailliert und nicht zu lang sind, lassen Sie größer wirken.
- Leicht antaillierte Etui- und Hemdblusenkleider kombiniert mit einem schmal fallenden Schal (11) strecken ebenso wie gerade, schmale Hosenbeine mit Bügelfalte.

Sie finden sich zu groß?

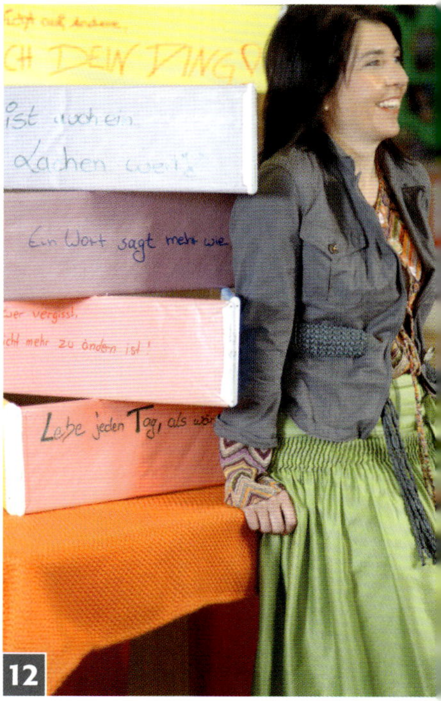

12

- Wählen Sie unterschiedliche, stark kontrastierende Farbkombinationen. Achten Sie darauf, Oberteile möglichst einen Ton dunkler als Hose und Rock zu tragen. (12)
- Geben Sie Schnitten mit vielen Quernähten (evtl. farblich abgesetzt) den Vorzug.
- Tragen Sie den Lagenlook, d. h. mehrere Kleidungsstücke in unterschiedlichen Längen. Kombinieren Sie dazu unterschiedliche Farbabstufungen im Materialmix.
- Vermeiden Sie schmale, tiefe Ausschnitte und lang gezogene Revers: Besser sind z. B. voluminöse Pullis mit U-Boot- oder Rundhalsausschnitt.
- Bevorzugen Sie gerade geschnittene Hosenbeine mit großzügiger Beinweite und Aufschlag.

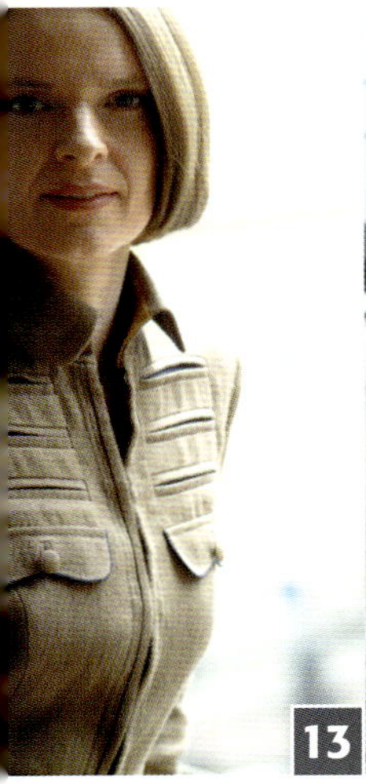
13

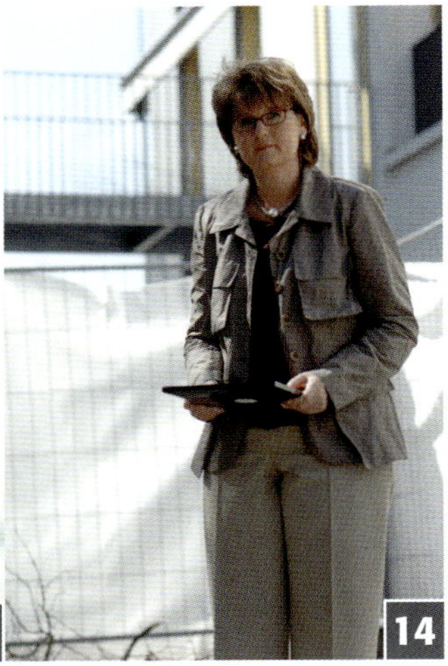
14

- Wählen Sie Röcke zwischen Knie umspielender Länge und fast knöchellang in weit schwingender A-Form.
- Ärmel mit doppeltem Bündchen sind ebenfalls vorteilhaft.
- Achten Sie auf Details, die unterbrechen, z. B. Zweireiher (13), viele Knöpfe, andersfarbige Reißverschlüsse, aufgenähte Taschen (14), Applikationen, Schmuck.

STILTIPPS FÜR GESICHT UND OBERKÖRPER

Ihr Gesicht soll schmaler wirken (s. Foto rechts)?

Wenn Ihr Gesicht insgesamt flächig aussieht, dann wirkt ein sorgfältiges Make-up mit betonten Konturen (z. B. Rouge, Eyeliner, Lipliner) bei Ihnen besonders positiv. Dabei tragen Sie Ihre Haare am besten nicht zu voluminös und Ihre Frisur fransig ins Gesicht oder aber aus dem Gesicht, um dessen Fläche zu brechen: Locker und schwungvoll gestyltes Haar schafft einen optischen Ausgleich hin zum Oval. Auch Kurzhaarfrisuren wirken sehr apart. Ein Scheitel, der entweder links oder rechts getragen wird, setzt außerdem einen weit interessanteren Akzent als der Mittelscheitel. Günstig sind V-Ausschnitte und Blusen, bei denen die obersten zwei, drei Knöpfe offen getragen werden. Auch locker drapierte Tücher und Schals, Ketten oder effektvolle Ohrringe sind prima. Brillenfassungen können gerne groß und rund sein. (15, 16)

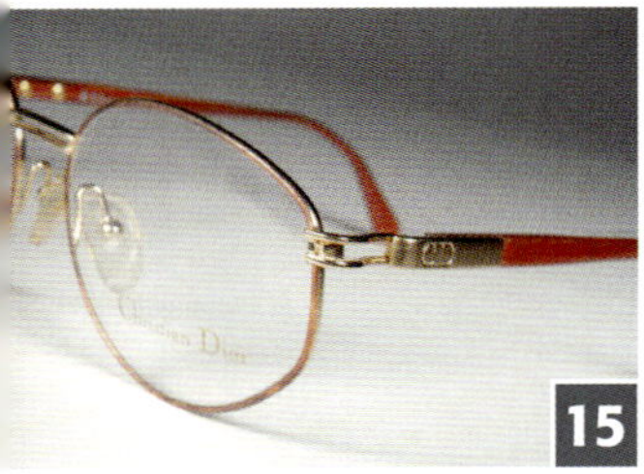
15

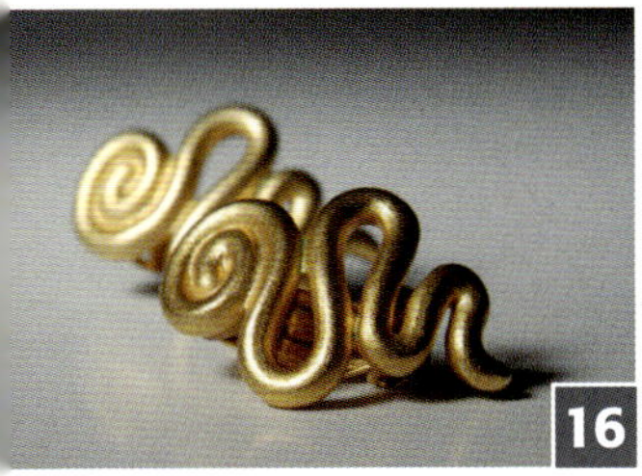
16

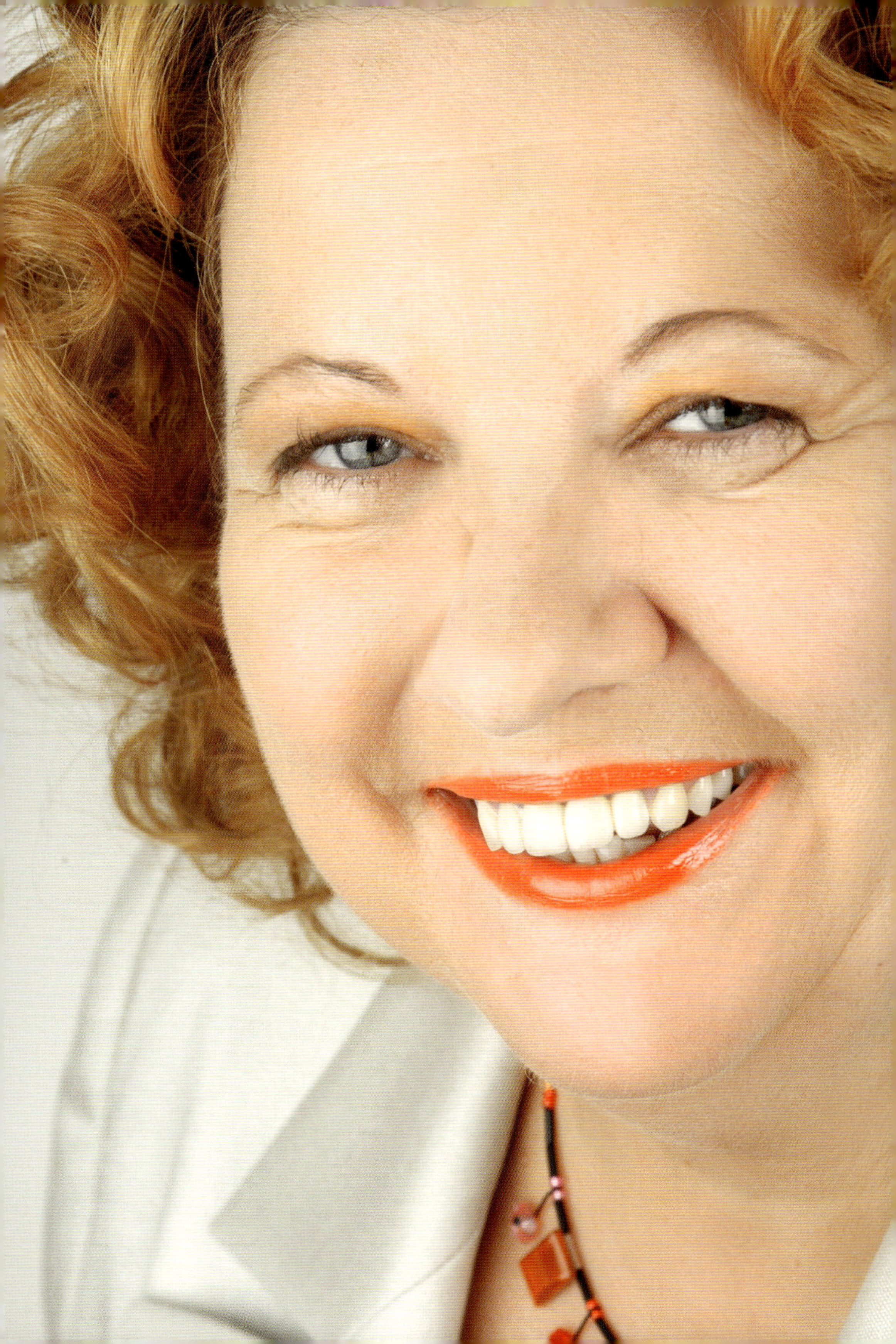

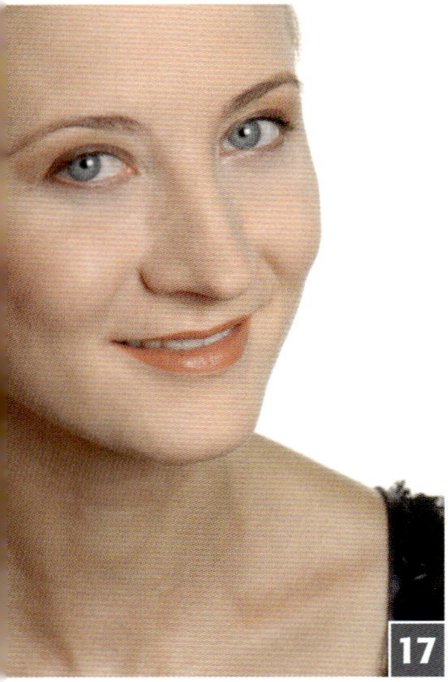
17

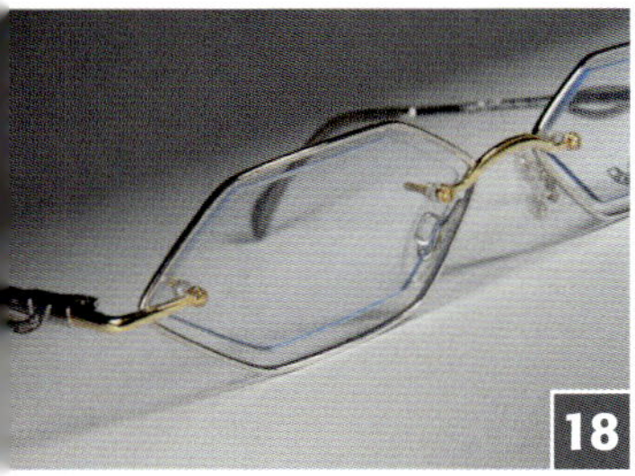
18

Ihr Gesicht soll breiter wirken?

Wenn Ihr Gesicht sehr schmal ist, dann schminken Sie sich am besten in einem weichen Ton-in-Ton-Make-up ohne harte Kontraste. Lassen Sie lieber die Finger von Rouge, denn es verschmälert Ihr Gesicht zusätzlich! (17) Geben Sie Frisuren mit wenig seitlichem Volumen den Vorzug (der Hinter- und Oberkopf kann gerne voluminös dagegenstehen) und verzichten Sie, wenn möglich, auf einen präzisen Scheitel. Wählen Sie freiere Kragenformen und Ausschnittformen, die Platz für Ihr Gesicht lassen. Günstig sind halsferne Ketten, Rundhalsausschnitte, U-Boot-Ausschnitte, eckige Ausschnitte oder voluminöse Rollkrägen. Auch eckige Brillen bringen ein gutes Gegengewicht zur Gesichtsform. (18)

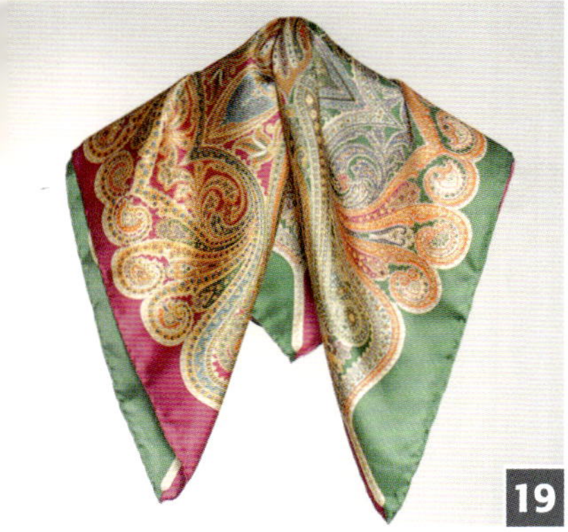
19

Ihr Hals soll kürzer wirken?

Einem etwas längeren Hals können Sie stilistisch mit allem entgegentreten, was im Halsbereich Volumen erzeugt, wie z. B. Jacken und Blusen mit Stehkrägen, kurze Reversformen, halsnahe, ggf. große oder üppige Halsketten. Greifen Sie zu Tüchern anstelle von Schals, da diese in die Länge leiten. (19)

Ihr Hals soll schmaler wirken?

Dann besteht Ihre persönliche Stil-Devise im Weglassen: Weniger ist mehr, also weg mit allen Details, die Breite erzeugen!

- Tragen Sie Hemdblusenkrägen oder offene, nicht eng anliegende Krägen.
- Bevorzugen Sie längere Revers.
- Tragen Sie Oberteile und Jacken mit freiem Dekolleté.
- Wählen Sie feine, anschmiegsame Stoffe als Oberbekleidung.
- Tragen Sie längere, halsferne Ketten und Schals anstatt Tücher. (20)

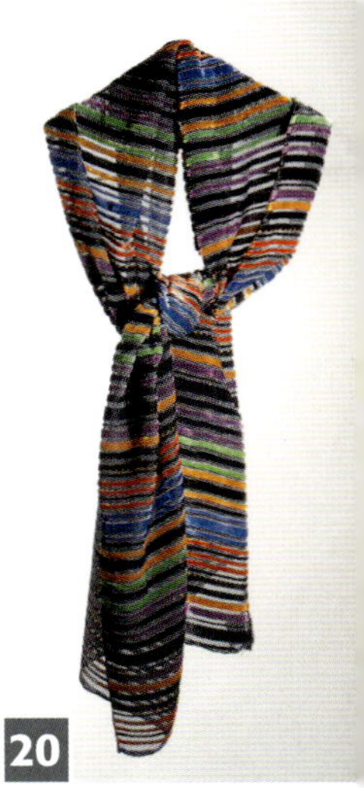
20

Ihre Schultern sollen optisch schmaler erscheinen?

Greifen Sie bei Ihrer Oberbekleidung zu dezenten Farben. Der Akzentbereich (Schmuck, Schal, Gürtel etc.) steht aussagestark dagegen. Stoffe und Muster, die nicht zu »starr« wirken, sind vorteilhaft für Sie. Achten Sie deshalb auf griffige Materialien, die weder zu schwer und steif noch zu flatternd und leicht an Ihnen wirken, damit Sie sich von vornherein das »richtige Standing« geben. (21 a, b) Raglanschnitte, überschnittene Schultern und der kategorische Verzicht auf Schulterpolster wirken ausgleichend und schmeicheln Rundungen in Ihrer Schulterpartie.

21

Ihre Schultern sollen optisch breiter erscheinen?

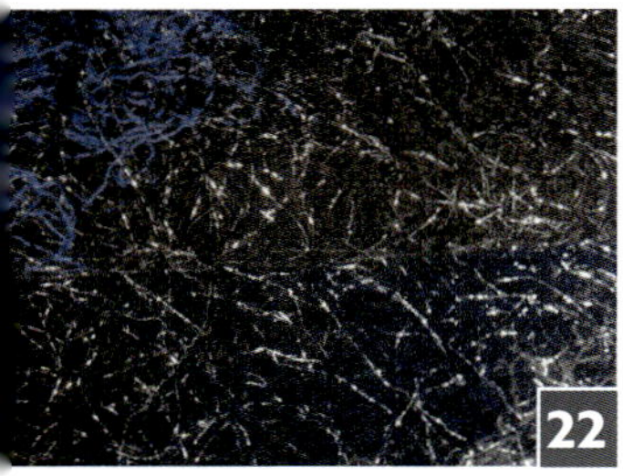
22

Greifen Sie bei Ihrer Oberbekleidung zu allem, was Ihre Schulterlinie optisch verbreitert (z. B. Schulterpolster, breite Krägen oder spitze Revers). Dies schafft optisch die Illusion einer geraden, kastigen Schulterpartie. Schwerere Stoffe mit mehr Festigkeit, der sog. »Lagenlook«, einreihige Blazer, Brusttaschen usw. gleichen ebenfalls gut aus. (22)

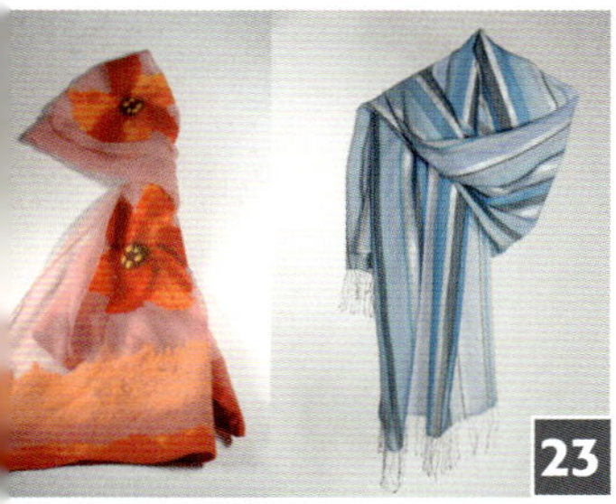
23

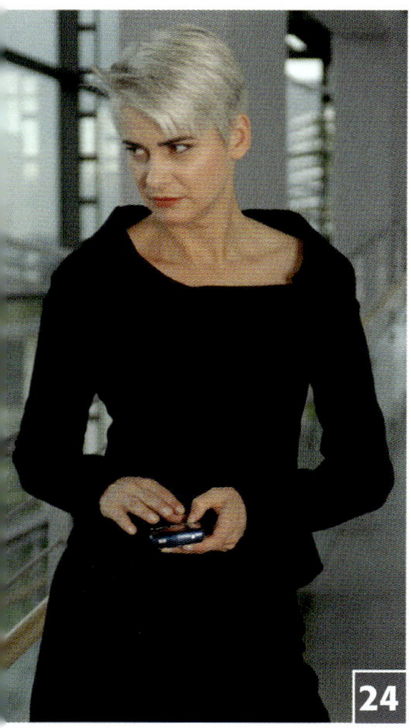
24

Ihr Busen soll optisch größer wirken?

Probieren Sie es mit unseren Tipps:

- Zusätzliches optisches Volumen im Brustbereich können Sie mit üppigeren Stoffarten, Raffungen, Volants, Rüschen, Mustern, Applikationen, Brusttaschen, hellen Farben, Tüchern etc. aufbauen. (23 a, b)
- Auch ausladende Revers und Krägen, halsferne Rollkrägen (sog. »Mönchskrägen«), Quernähte und Passen sind ein geeignetes Stilmittel. (24)
- Und nicht zu vergessen: Der gute alte »Push-up«-BH mit wattierten Einlagen – für einen optischen Vergrößerungseffekt.
- Am allerbesten jedoch ist: Stehen Sie zu Ihrem Busen so wie er ist, denn auch »small is beautiful«!

STILTIPPS FÜR IHRE KÖRPERMITTE

Sie möchten Ihren Bauch ein wenig schlanker mogeln?

Wenn Sie im Bauchbereich »mit Ihren Pfunden wuchern«, dann haben wir folgende Tipps für Sie:

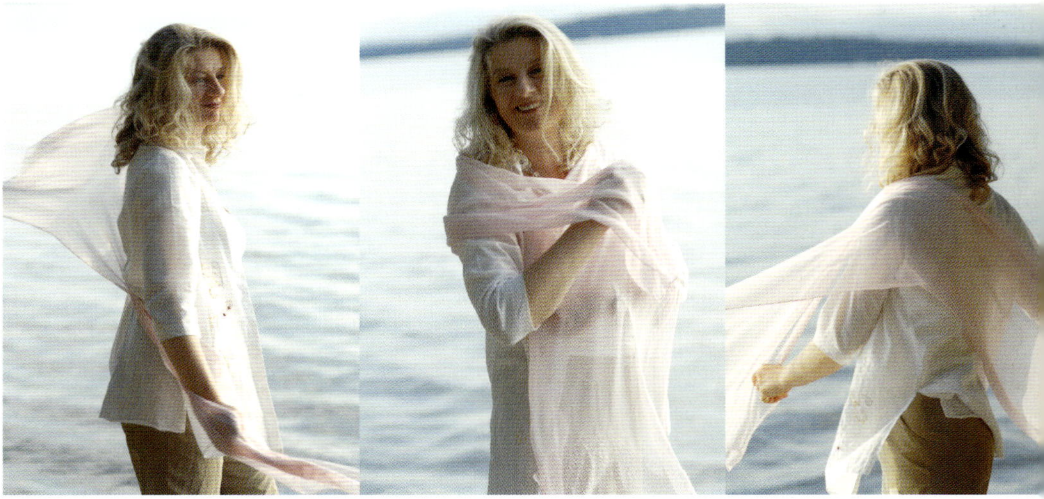

- Bevorzugen Sie weich fallende Stoffe und vermeiden Sie zu viel Stoff in der Taillen- und Bauchpartie, z. B. durch Raffungen.
- Tragen Sie einen Figur formenden Body oder einen gut sitzenden BH.
- Längsnähte lassen Ihre Silhouette insgesamt schlanker und klarer erscheinen. Wenn Sie Hosen tragen, dann achten Sie am besten darauf, dass die Bauchpartie durch eine leichte Bundfalte aufgelockert wird.
- Auch ein gesattelter Bund bei Hosen und Röcken mogelt einen leicht gerundeten Bauch flacher.
- Mit einem Bauchansatz sind Hosen nicht die günstigste Wahl. Wenn Sie diese doch tragen, dann überspielen Sie die »kritische Zone« mit locker sitzenden Pullis oder Blusen.

Sie möchten, dass Ihre Hüften schmaler wirken?

Einen optischen Ausgleich erzielen Sie, wenn Sie Ihre Schultern betonen, z. B. mit Schulterpassen oder (andersfarbigen) Quernähten. Für Ihre Oberbekleidung sind Kasack, Chasuble, Hängerchen oder längere Westen vorteilhaft. Dazu kombinieren Sie schmale Hosenformen und Röcke, die vorne und hinten geschlitzt oder leicht ausgestellt sind (die sog. A-Linie).
Wirken Ihre Hüften im Vergleich zum Oberkörper besonders ausgeprägt, dann beachten Sie folgendes:

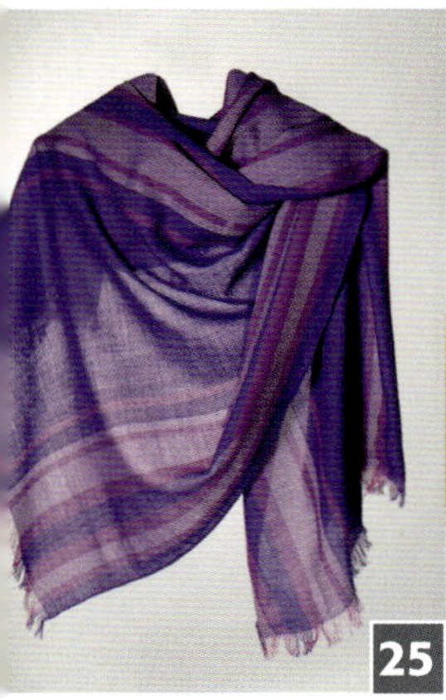
25

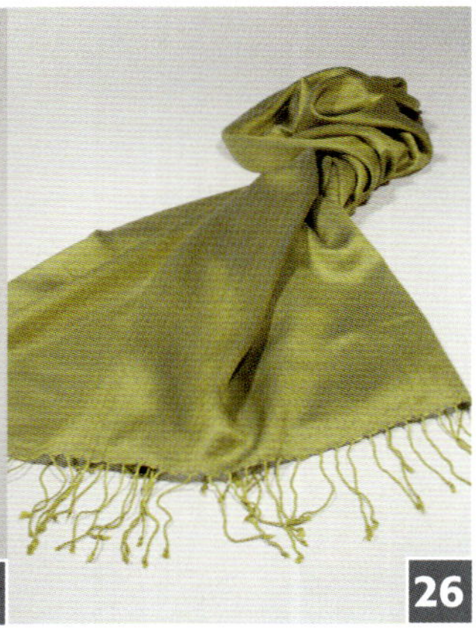
26

- Betonen Sie Ihre Schultern durch Schulterpolster, helle Querflächen im Oberkörperbereich oder üppige Schultertücher, die locker drapiert werden. (25)
- Kombinieren Sie dunkle, gedeckte Farben im Hüftbereich mit helleren Tönen am Oberkörper. (26)
- Wählen Sie locker umspielende Schnitte in weich fließenden Stoffen, die Gesäß und Hüften nicht abzeichnen.
- Zusätzliche Stofffülle und Drapierungen, Betonungen durch breite Gürtel und aufgenähte Details sind sicherlich als Blickfang in diesem Bereich weniger hilfreich.

Ihre Taille soll optisch schmaler aussehen (s. Foto rechts)?

Wählen Sie gut geschnittene Blusen und Oberteile oder zweiteilige Kleider mit Längsbetonung. Greifen Sie zu Röcken und Hosen ohne Bund und bauen Sie Puffärmel, Flügelärmel, Schulterpolsterung, horizontale Nähte und Muster in der Schulterpartie als Ausgleich ein. Eine Hosenform mit

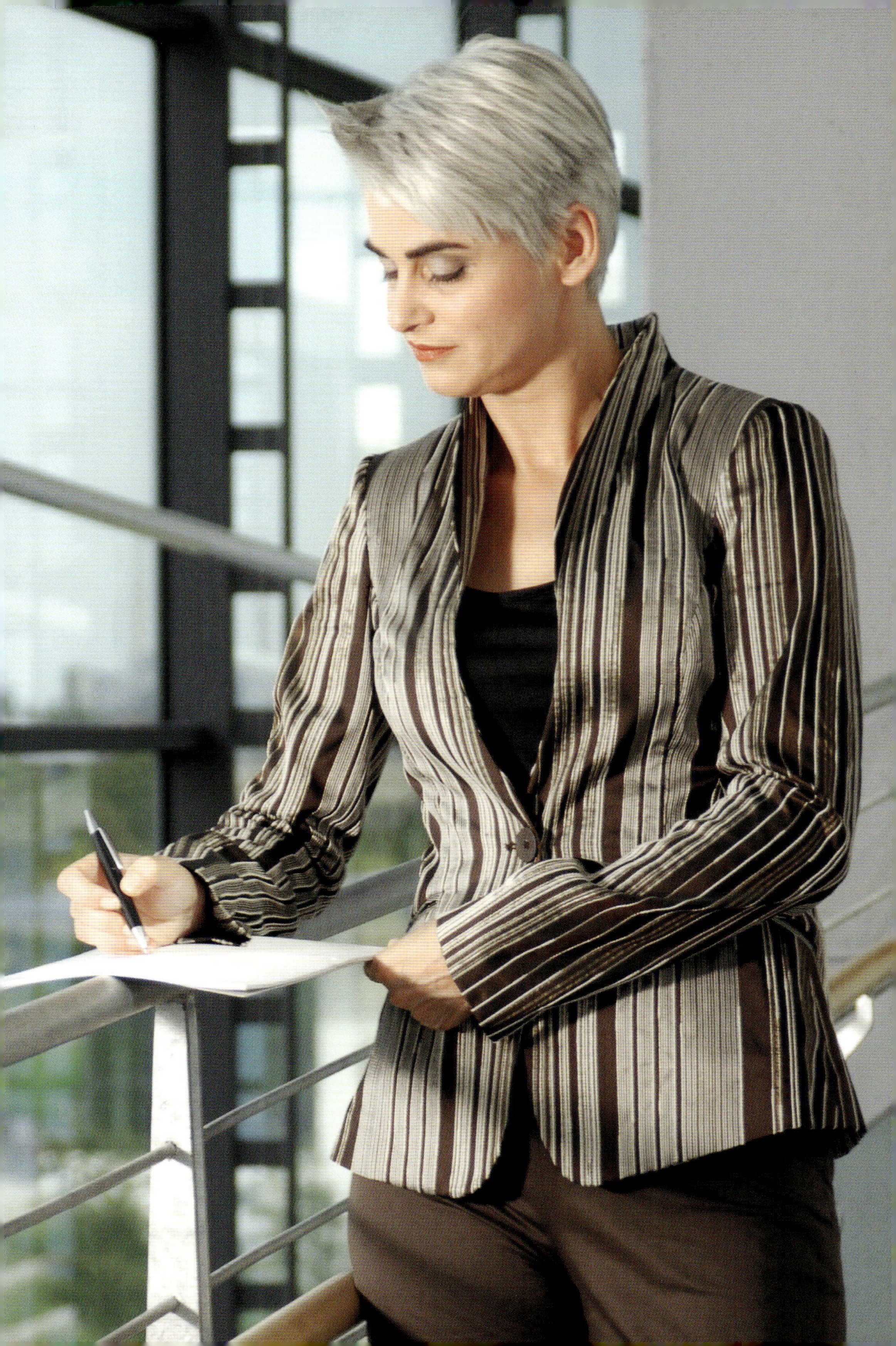

angesetztem Bund verlängert optisch; bei Röcken ist eine gute Passform besonders wichtig, sonst sieht das Gesäß aus, als säße es zu hoch! Alles, was im Bereich der Taille verbreitert (z. B. breite Gürtel, breiter Bund, starke Farbkontraste) wirkt weniger günstig.

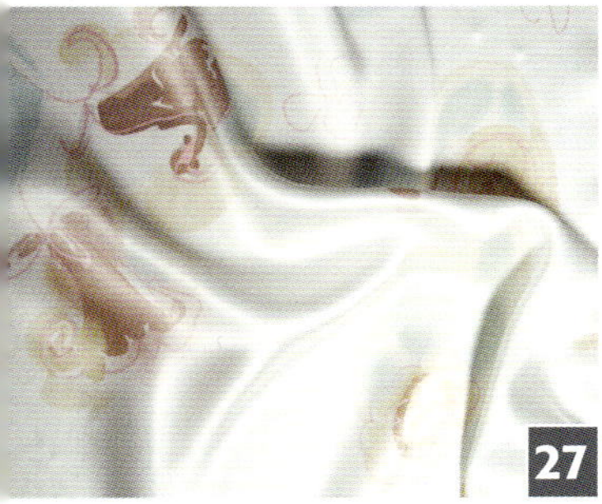

27

Sie möchten Ihr Hohlkreuz kaschieren?

Dann zeichnen Sie Ihre Rückenform am besten mit Ihrer Oberbekleidung nach! Weiche, feine Stoffe sind dazu besser geeignet als festere Qualitäten. (27)

STILTIPPS FÜR IHREN UNTERKÖRPER

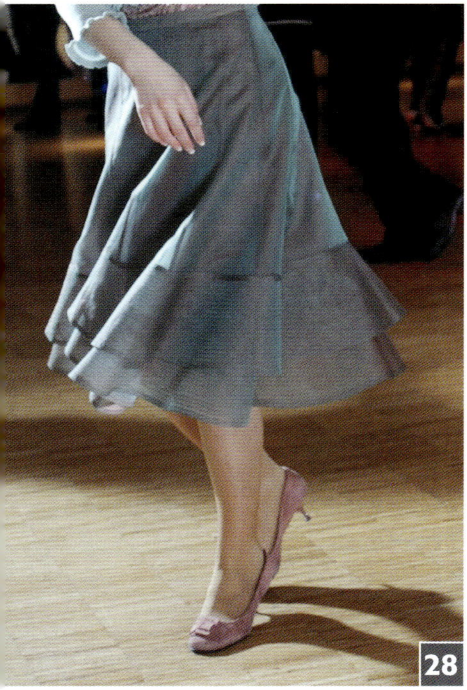

28

Ihr Po soll flacher wirken?

- Dies erreichen Sie, wenn Sie Ihre Schultern betonen, z. B. mit Schulterpassen oder (andersfarbigen) Quernähten.
- Für Ihre Oberbekleidung sind Kasack, Chasuble, Hängerchen oder längere Westen vorteilhaft. Dazu tragen Sie schmale Hosenformen und Röcke, die vorne und hinten geschlitzt und/oder leicht ausgestellt sind (die sog. A-Linie). (28)
- Kombinieren Sie dunkle, gedeckte Farben im Hüftbereich mit helleren Tönen am Oberkörper.

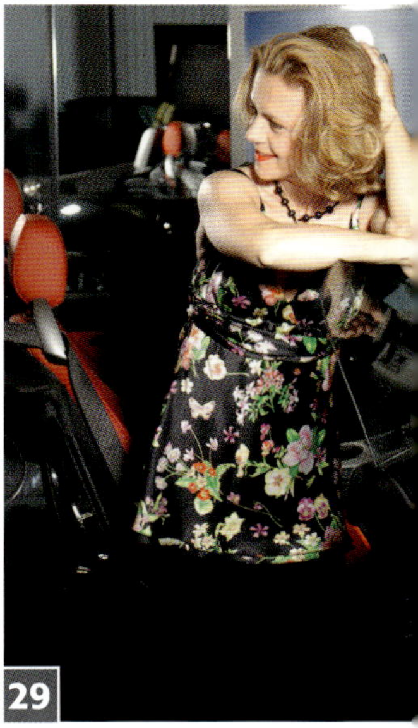
29

- Wählen Sie locker umspielende Schnitte in weich fließenden Stoffen, die Gesäß und Hüften nicht abzeichnen. (29)
- Zusätzliche Stofffülle und Drapierungen, Betonungen durch breite Gürtel und aufgenähte Taschen und Details sind sicherlich als Blickfang in diesem Bereich weniger hilfreich.

Ihr Po soll fülliger wirken?

Das »europäisch flache Gesäß« benötigt Jacken und Blazer, die es bedecken. Vermeiden Sie außerdem alles, was in diesem Bereich Aufmerksamkeit erzeugt, wie z. B. Hosentaschen, Applikationen, gemusterte Hosen, auffällige Gürtel etc.

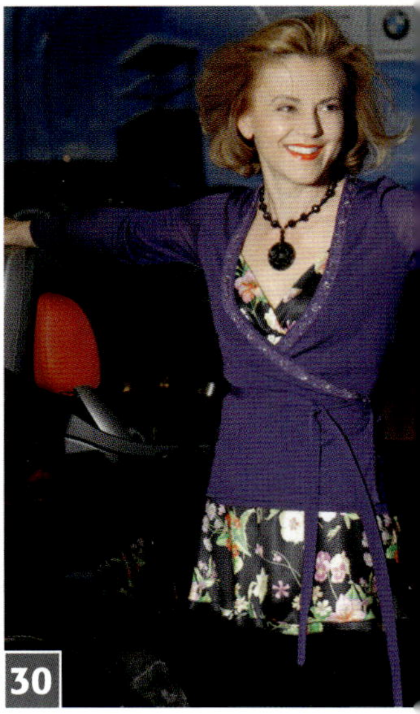
30

Sie wünschen sich, dass Ihre Reiterhosen weniger auffällig erscheinen?

Einen optischen Ausgleich erreichen Sie so:

- Setzen Sie farbliche und stilistische Highlights am besten am Oberkörper und im unteren Beinbereich vom Knie abwärts. (30)
- Das A und O in Ihrer Garderobe sind fließende, nicht auf Figur geschnittene Kleidungsstücke mit sehr guter Passform besonders dort, wo Sie »mehr von sich haben«.

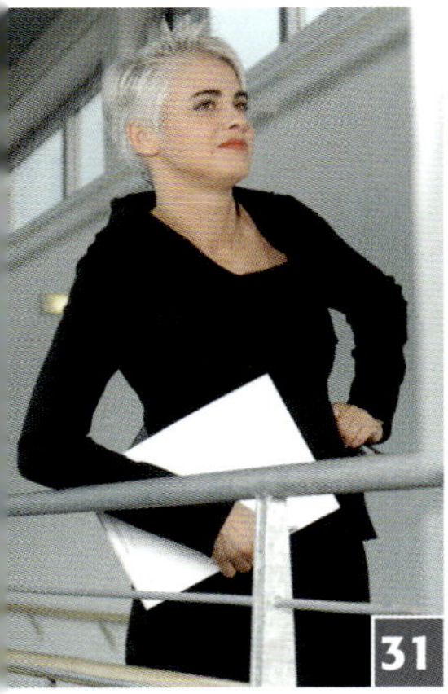
31

- Apropos »A«: Die A-Linie ist für Sie günstig. Dazu schmiegt sich Ihre Oberbekleidung locker fallend über Hüften und Po.
- Ideal für Sie sind Röcke und Kleider!
- Wichtig ist es, einen guten Ausgleich zu Ihrem fülligen Bereich zu schaffen, indem Sie die Schulterlinie optisch verbreitern (z.B. durch Schulterpolster, breite Krägen und/oder spitze Revers). (31)

Ihre Beine sollen optisch länger wirken?

Wenn Sie sich hier stilistisch ein wenig verbessern möchten, dann haben wir folgende Tipps:

- Wählen Sie Ihren Gürtel in der gleichen Farbe wie Hosen und Röcke.
- Greifen Sie zum sog. »Empire-Schnitt« (d.h. mit hoch sitzender Taille).
- Bevorzugen Sie Kurz-Blazer mit nach oben verlegter Taille sowie Kurzblousons.

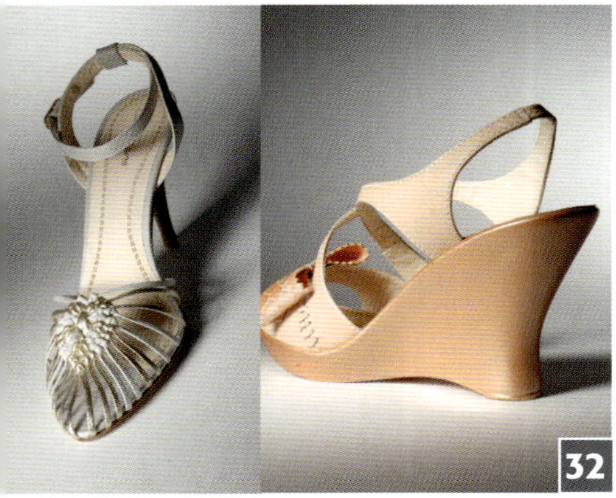
32

- Tragen Sie bevorzugt gemusterte, bunte Oberteile (so wird das Augenmerk auf den Oberkörper gelenkt) und kombinieren Sie mit unifarbenen Hosen und Röcken.
- Tragen Sie Hosen mit Bügelfalte, aber ohne Aufschlag.
- Tragen Sie Schuhe mit höherem Absatz. (32 a, b)

Sie möchten, dass Ihre Waden schmaler wirken?

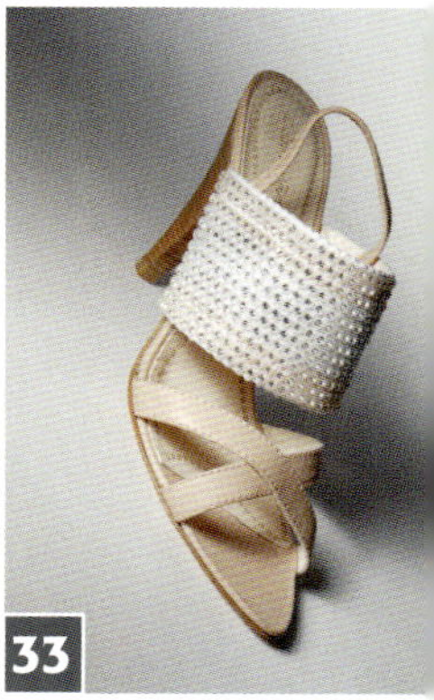
33

Versuchen Sie es damit:

- Wählen Sie am besten einen Schuh mit Absatz (ab etwa 4 cm und höher, wenn Sie möchten). Ebenso wichtig: Wählen Sie den Absatz keinesfalls zu fein oder zu zierlich!
- Um die Wadenpartie zu strecken und schlanker erscheinen zu lassen, tragen Sie einfarbige Schuhe und gleichfarbige Strümpfe.
- Eine leicht verlängerte Schuhspitze und (andersfarbige) Längsnähte wirken sich ebenfalls optisch verlängernd aus.
- Auch (gemäßigt) ausgeschnittene Schuhe sind vorteilhaft. (33)

Sie möchten, dass Ihre Füße optisch kleiner wirken?

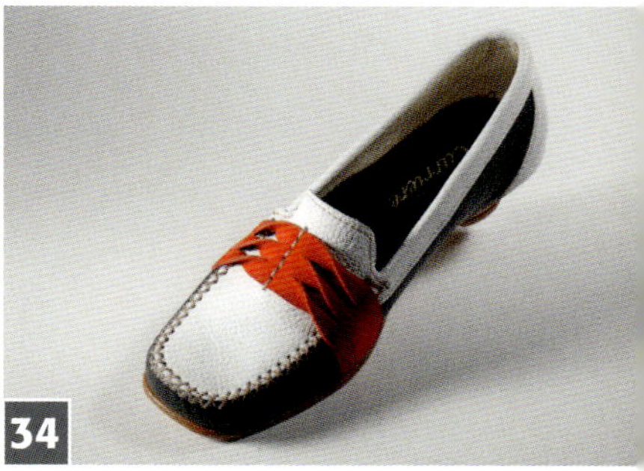
34

- Leben Sie auf »großem Fuß«? Dann sind zweifarbige Schuhe für Sie das Richtige, denn sie unterbrechen die Fußlänge optisch. Auch (andersfarbige) Quernähte sind vorteilhaft, ebenso wie gerade, abgekappte Schuhformen, breite Querriemen oder gemusterte Strümpfe. (34)

Körperformen, Kleidungssilhouetten und kleine Mogelhilfen

Kennen Sie die Redensart »Man soll Äpfel nicht mit Birnen vergleichen«? Sie bedeutet, dass manchmal Dinge miteinander verglichen werden, die sich gar nicht zum Vergleich eignen. Genauso ist es bei Körperformen! Figur ist immer auch das, was sich im Leben ausdrücken möchte – und deshalb unverwechselbar. Grundformen gibt es dennoch ähnliche. Wir haben die fünf charakteristischsten für Sie zusammengestellt (darunter die Apfel- und die Birnenform, wie diese noch bis vor ca. zehn Jahren bezeichnet wurden) und geben Ihnen jeweils stichpunktartig Tipps, was Sie tun können, um Ihre »kritischen Zonen« zu optimieren.

Sie wissen nicht, welche der fünf Körperformen am ehesten auf Sie zutrifft? Dann empfehlen wir Ihnen: Betrachten Sie sich im Badeanzug vor einem Ganzkörperspiegel. Oder lassen Sie sich im Badeanzug fotografieren (Ganzkörperaufnahme!). Natürlich können Sie sich auch auf Flipchart- oder Zeitungspapier legen und Ihre Körperkonturen von einer Freundin mit Schneiderkreide oder einem Filzschreiber nachspuren lassen.

SCHON GEWUSST?

Silhouette nennt man den Umriss (die Kontur) einer Fläche oder die von dieser Kontur umschlossene Fläche, die sich dunkel von einem hellen Hintergrund (oder umgekehrt) abhebt.

Im Kontext einer Typberatung spricht man ebenfalls von Silhouettenform: Die natürliche Kontur eines Körpers zeigt dessen Pluspunkte auf, die durch optische und stilistische Mittel hervorgehoben werden sollen. Farben, Muster, Kontraste und Glanz lassen Sie deshalb dort für sich sprechen, wo es »Sehenswertes« gibt. Eher unvorteilhafte Körperpartien mogeln Sie optisch zurück, wenn sie dunkel, matt, Ton-in-Ton oder unbunt gehalten werden.

SCHON GEWUSST?

Weite	verkürzt und verkleinert
Schmalheit	streckt
Helligkeit	vergrößert und verbreitert
Dunkelheit	lässt zurücktreten, macht schlanker
Glanz	hellt auf, verbreitert
Muster	machen fülliger, ziehen optisch an
Kontraste	verkürzen, bauen Spannungsbogen auf
Ton-in-Ton	streckt, wirkt harmonisch

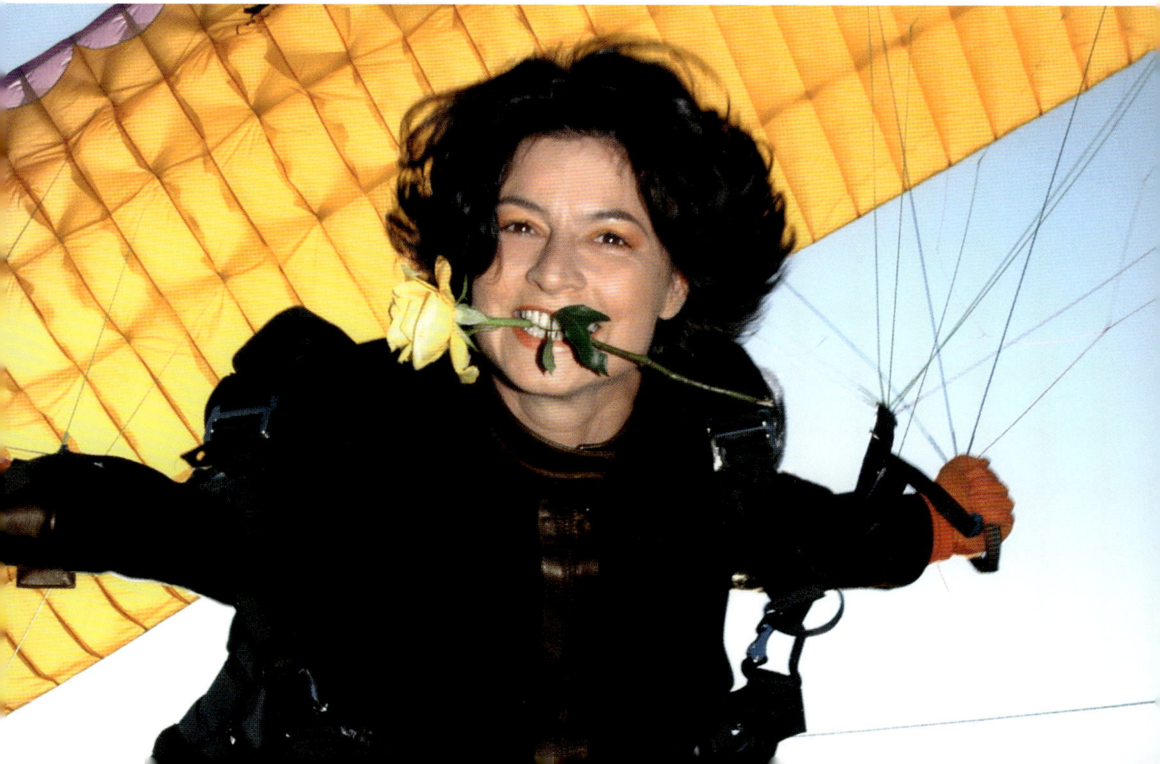

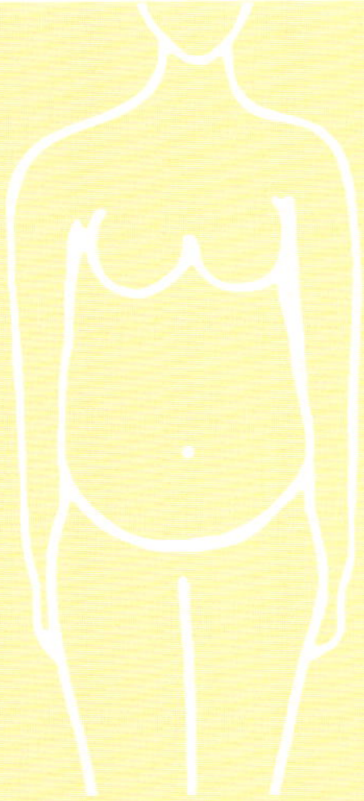

O-FORM

Sie haben eine ausgewogene Schulter- und Hüftbreite bei ausgeprägtem Bauchbereich

Akzente setzen!

Ihre Silhouettenform lässt sich am besten mit einem »O« beschreiben: Wenn Sie Ihre Vorzüge betonen möchten, dann setzen Sie farbliche und stilistische Highlights in Gesichtsnähe und im Beinbereich. Für Sie sind Kleidungsstücke in Formen und Farben wichtig, die Ihren gerundeten Bauchbereich überspielen. Greifen Sie hier zu weich fallenden Stoffen und vermeiden Sie zu viel Stoff in der Taillen- und Bauchpartie. Bevorzugen Sie eher dunkle Farben für Ihre Oberbekleidung und bauen Sie gezielt kantige oder gerade Linien bei Ausschnitten oder Mustern ein!

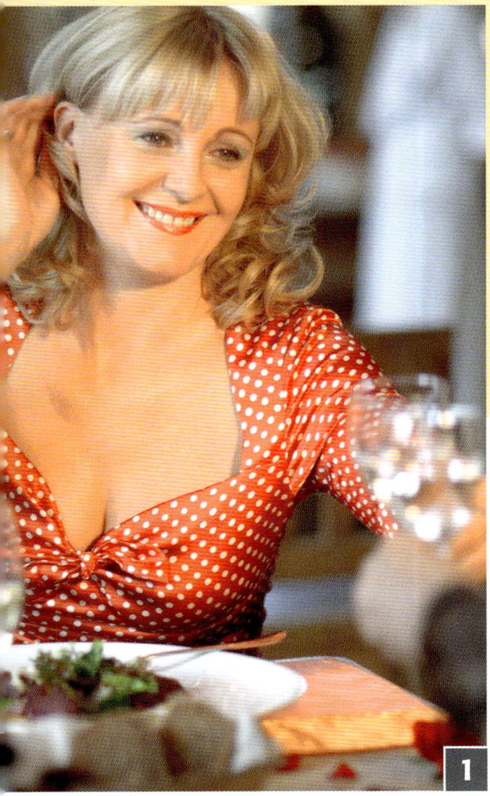
1

Ihre Mogelhilfen auf einen Blick:

Abfallende Schultern

- Dekolleté betonen. Kantige, gerade Linien, Stoffe mit »Stand« oder Volumen. (1)

Kräftiger Hals

- Hemdblusenkrägen oder offene, nicht eng anliegende Krägen, längere Revers, Oberteile und Jacken mit freiem Dekolleté, anschmiegsame Stoffe, längere, halsferne Ketten und Schals.

Großer Busen

- Unifarbene, dunklere, schlichte Oberteile in weicheren Materialien (2), spitze Krägen und Ausschnitte, kleine, kürzere Revers, Längsnähte, Längsstreifen, Minimizer-BH.

Runder Bauch

- Weich fallende Stoffe (3) mit wenig Stofffülle in Taillen- und Bauchpartie, Längsnähte, Längsstreifen.
  Bei Hosen: leichte Bundfalte oder gesattelter Bund (auch bei Röcken); locker sitzende Pullis oder Blusen.

Kräftige Oberschenkel

- Gerade geschnittene, dunklere Hosen mit Bügelfalte, Schuhe mit Absatz. (4)

2

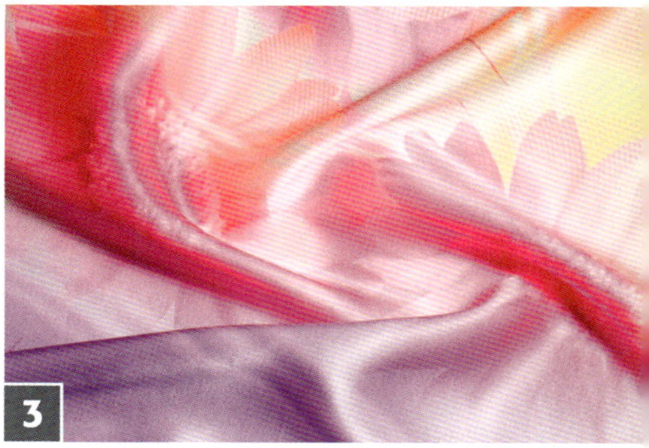

3

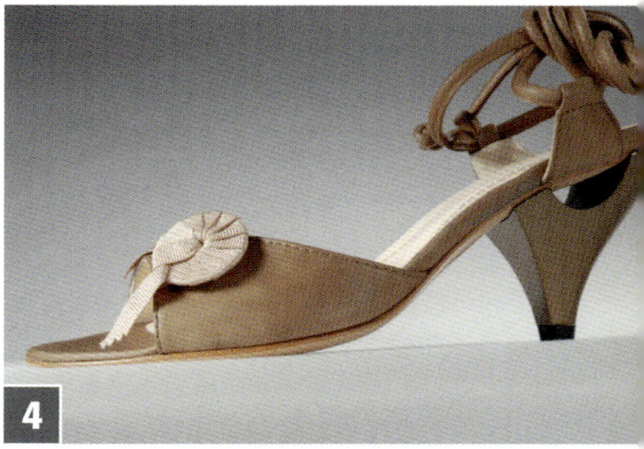

4

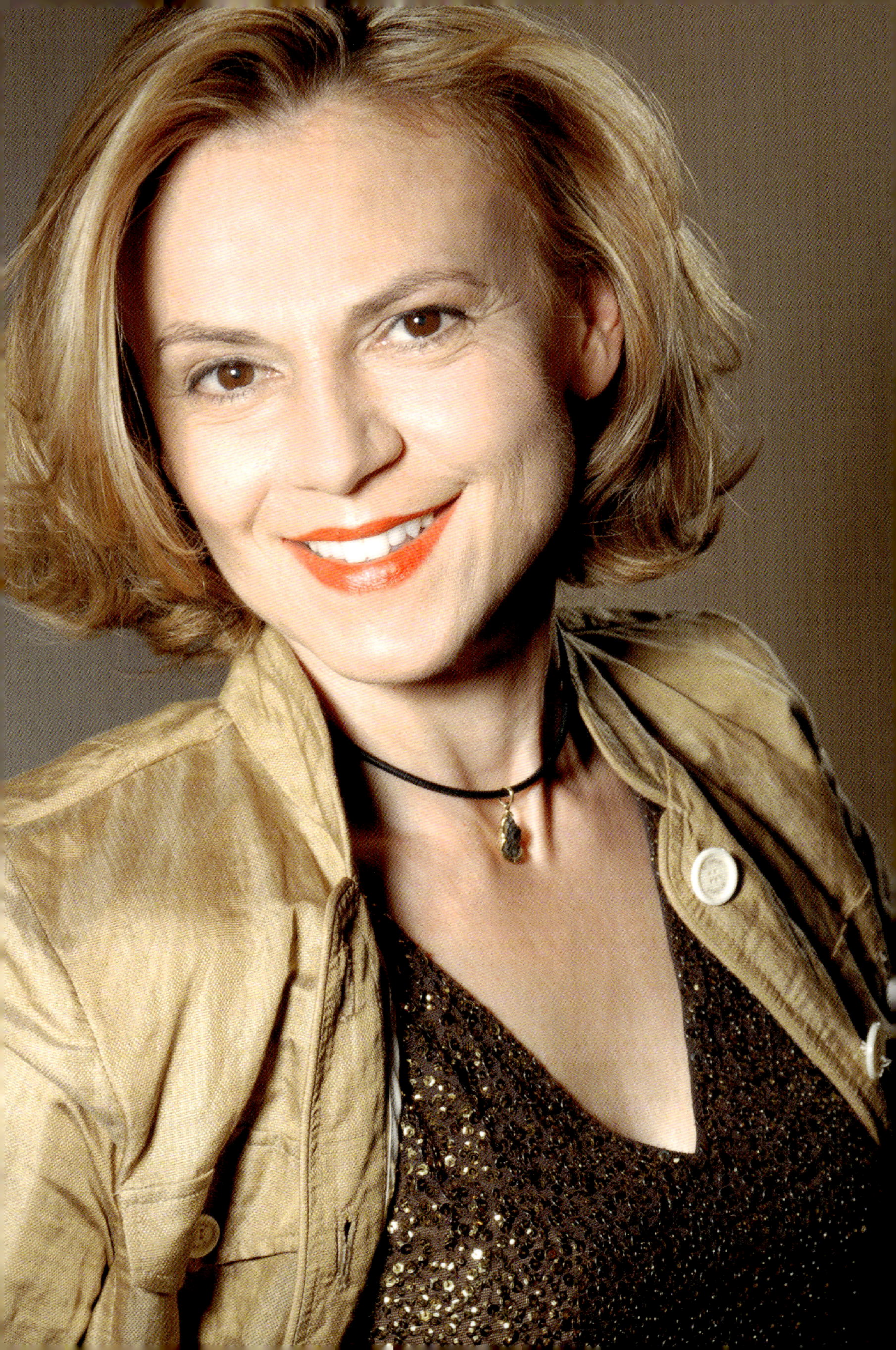

A-FORM

Sie haben eine schmalere Schulterpartie bei ausgeprägtem Hüftbereich.

Alles im Fluss!

Ihre Figur kann am besten mit einem »A« beschrieben werden: Wenn Sie Ihre Vorzüge betonen möchten, dann setzen Sie farbliche und stilistische Highlights am Oberkörper und im unteren Beinbereich vom Knie abwärts. Das A und O in Ihrer Garderobe sind fließende, nicht auf Figur geschnittene Kleidungsstücke in guter Passform, besonders dort, wo Sie »mehr von sich haben«. Deshalb schmiegt sich Ihre Oberbekleidung locker fallend über Hüften und Po. Wichtig ist es, einen guten Ausgleich zu Ihrem fülligen Bereich zu schaffen, indem Sie die Schulterlinie optisch verbreitern (z. B. durch Schulterpolster, breite Krägen und/oder spitze Revers, s. Foto links). Stoffe mit mehr Festigkeit, der sog. »Lagenlook«, einreihige Blazer, Brusttaschen usw. gleichen gut aus.

Ihre Mogelhilfen auf einen Blick:

Schmale Schulterpartie

- Eckige Ärmeleinsätze und Polster, helle oder gemusterte Oberteile mit eingesetzter Schulterlinie.

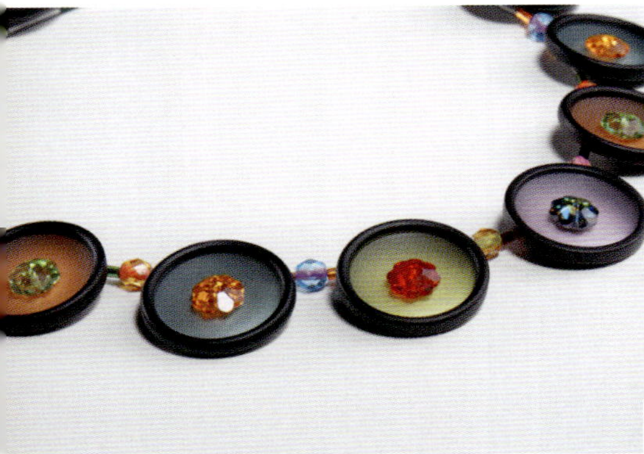

5

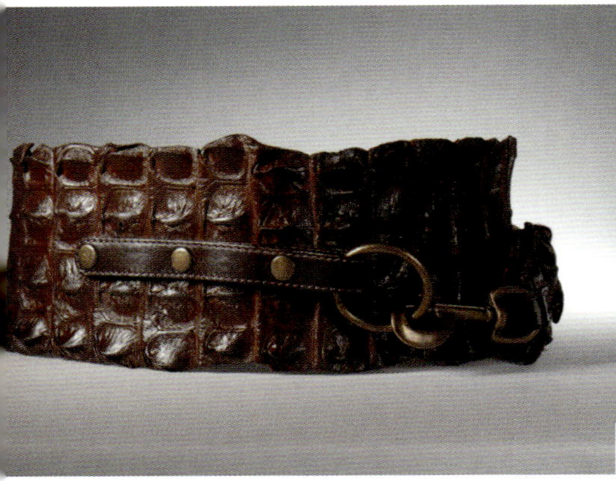

6

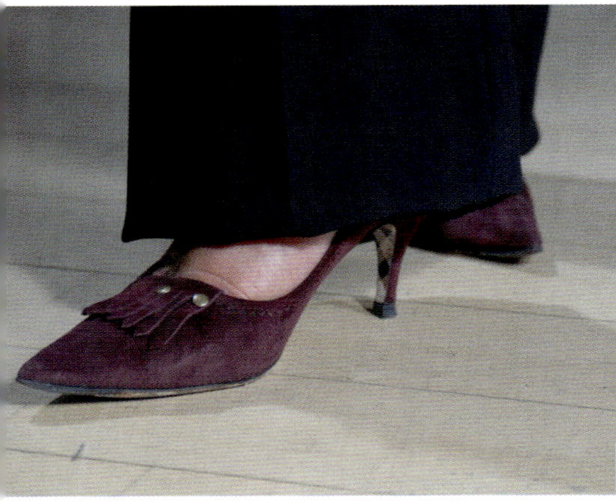

7

Langer Hals

- Jacken und Blusen mit Stehkrägen, kurze Reversformen, halsnahe, ggf. große oder üppige Halsketten (5), Tücher

Lange Taille

- Kürzere Oberteile, breite Gürtel, hoch angesetzter Hosen- bzw. Rockbund. (6)

Ausgeprägte Hüften

- Dunkle, gedeckte Farben in locker umspielenden Schnitten und weich fließenden Stoffen.

Kräftige Beine

- Kurz-Blazer mit nach oben verlegter Taille und Kurzblousons, unifarbene Hosen und Röcke, Hosen mit Bügelfalte ohne Aufschlag (7), Schuhe mit höherem Absatz, Gürtel in der gleichen Farbe wie Hosen/Röcke.

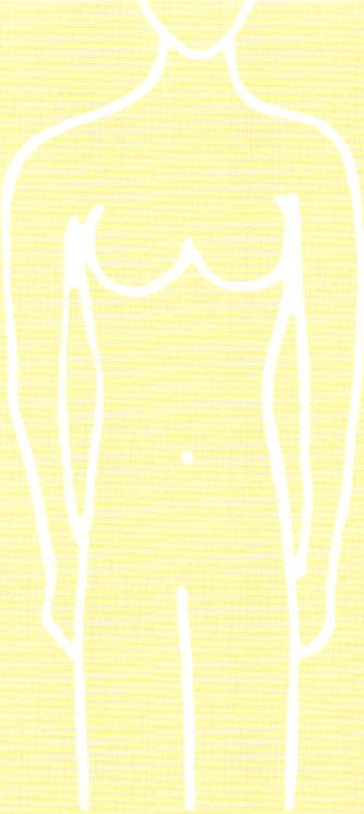

V-FORM

Sie haben eine ausgeprägte Schulterpartie bei schmalerem Hüftbereich.

Mehr Beinfreiheit!

Lang und elegant wie ein »V« – so lässt sich Ihre Figur beschreiben. Arme und Beine sind im Verhältnis zu Rumpf, Hals und Kopf eher lang und feingliedrig. Wenn Sie Ihre Vorzüge betonen möchten, dann achten Sie auf eine durchgängige Silhouettenform, die nur im Beinbereich oder im Detail, z. B. bei Gürteln, Schuhen oder Schmuck, farbliche oder stilistische Kontra- und Kontrastpunkte setzt. Achten Sie auf griffige Materialien, die weder zu schwer und steif noch zu flatternd und leicht an Ihnen wirken, damit Sie sich von vornherein das »richtige Gewicht« geben.

Ihre Mogelhilfen auf einen Blick:

Breite, kastige Schulterpartie

- Jacken oder Blusen mit Schalkragen, Pullis mit Raglanärmeln, V-Ausschnitt, weich fallende Materialien für Oberteile. (8)

Lange Arme

- Weiter geschnittene Ärmel, zweifarbige oder gemusterte Ärmel, breiterer Armschmuck.

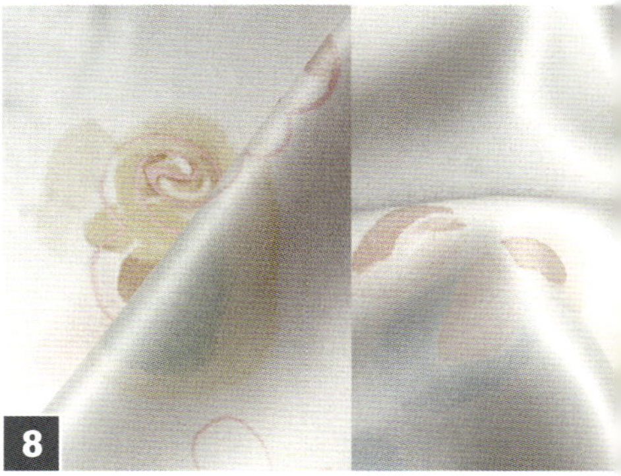

8

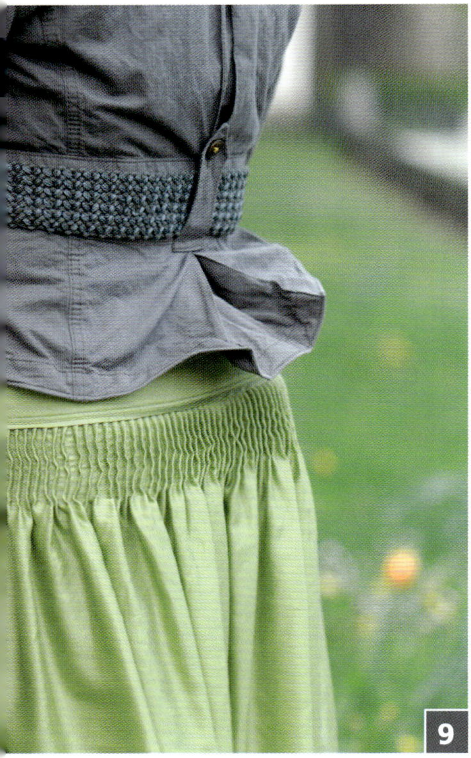
9

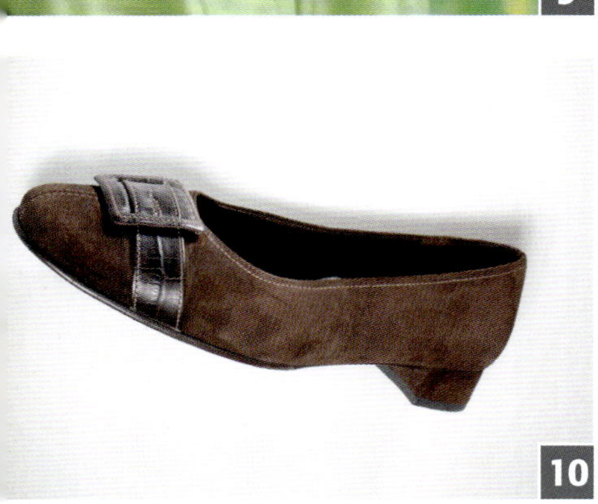
10

Großer Busen

- Unifarbene, dunklere, schlichte Oberteile in weicheren Materialien, spitze Krägen und Ausschnitte, kleine, kürzere Revers, Längsnähte, Längsstreifen, Minimizer-BH.

Schmale Hüften

- Gemusterte, geraffte Röcke, Faltenröcke, Plissee- und Glockenröcke (9), Hüfthosen, Hüftröcke, Hüftgürtel. Zweiteilige Kleider mit (farblicher) Unterbrechung im Hüftbereich.

Lange Beine

- Weite Jacken/Mäntel. Gemusterte oder bunte Hosen mit Aufschlag, gemusterte oder bunte, weit schwingende Röcke. Hüfthosen oder Hüftröcke. Schuhe mit flachem Absatz. (10)

H-FORM

Sie haben eine ausgewogene Schulter- und Hüftbreite und eine gerade Körpermitte.

Bleiben Sie ruhig!

Ein in sich ruhendes »H« – so lässt sich Ihre Figur am besten beschreiben: Schultern und Hüften sind in etwa gleich breit – Ihre Gliedmaßen wirken gut proportioniert und kräftig, die Beine sind evtl. etwas kürzer. Wenn Sie Ihre Vorzüge betonen wollen, dann achten Sie auf eine ruhige Gesamtgestaltung, die höchstens im Accessoirebereich farbliche oder stilistische Kontrastpunkte setzt. Greifen Sie zu hochwertigen Materialien in ruhigen Farben, die weder zu schwer oder rustikal noch zu leicht an Ihnen wirken, damit Sie von vornherein den »passenden Stand« haben. (11 a, b)

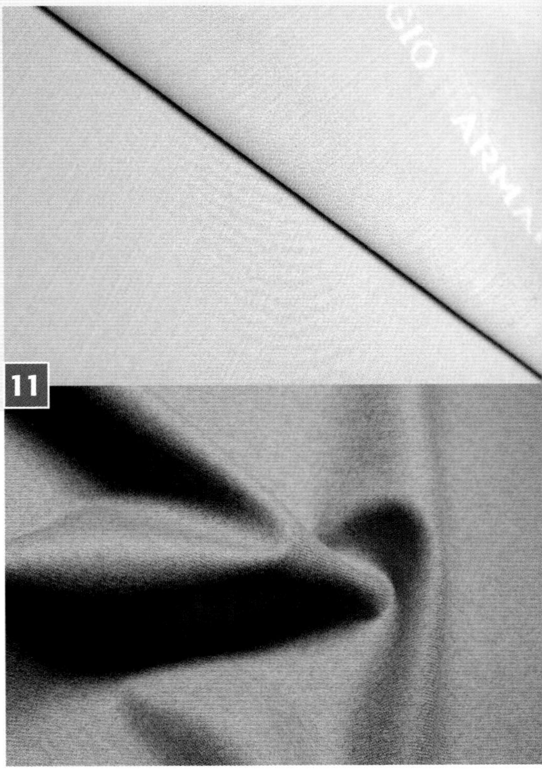

11

Ihre Mogelhilfen auf einen Blick:

Breite Schultern

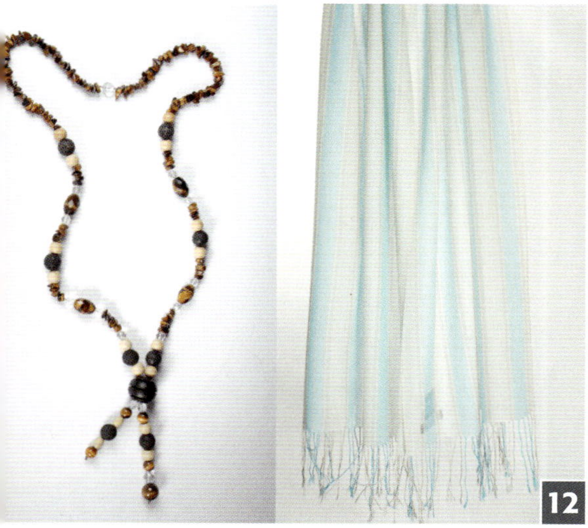

12

- Jacken oder Blusen mit Schalkragen, Pullis mit Raglanärmeln, V-Ausschnitte, weich fallende Materialien für Oberteile.

Kräftiger Hals

- Hemdblusenkrägen oder offene, nicht eng anliegende Krägen (s. Foto rechts), längere Revers, Oberteile und Jacken mit freiem Dekolleté, anschmiegsame Stoffe, längere, halsferne Ketten und Schals. (12 a, b)

Gerade Taille

- Jacken mit dunkleren Materialeinsätzen im Taillenbereich, offen getragene Jacken/Blusen, Tunikas.

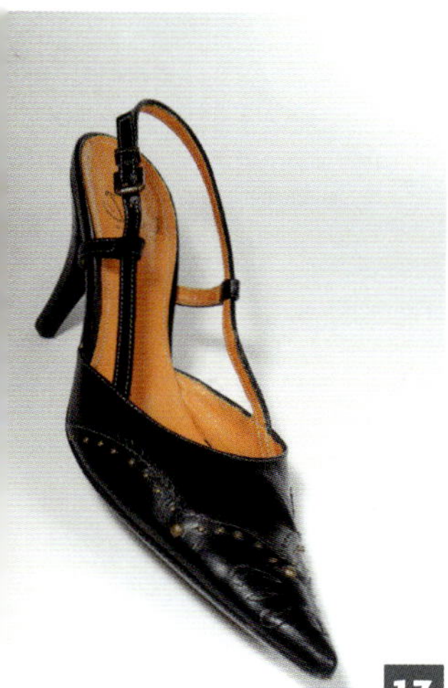

13

Kräftige/kurze Beine

- Kurz-Blazer mit nach oben verlegter Taille und Kurzblousons, gerade geschnittene, dunklere Hosen mit Bügelfalte, Schuhe mit Absatz. (13)

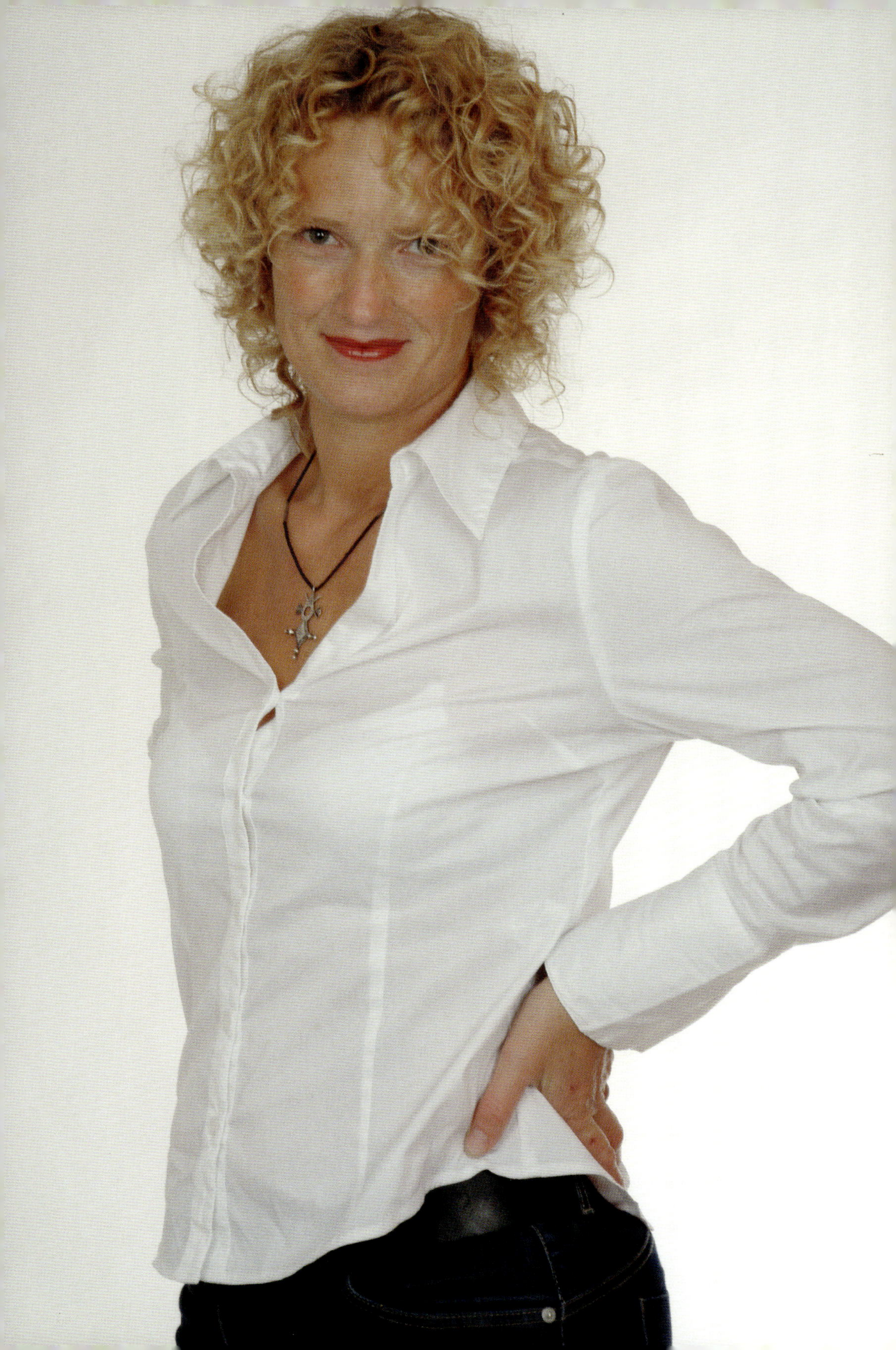

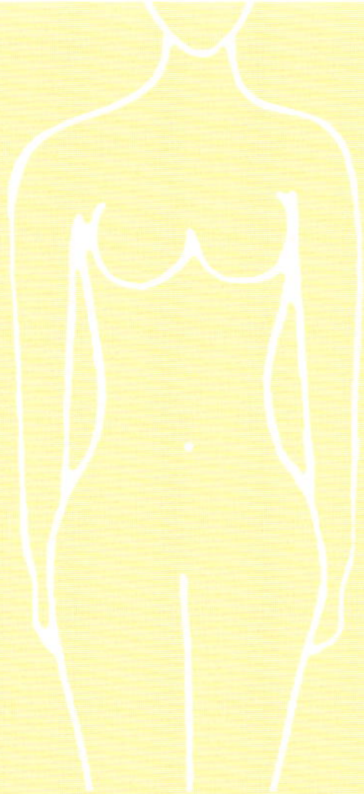

X-FORM

Sie haben eine ausgewogene Schulter- und Hüftbreite und eine geschwungene Taille.

Betonen Sie kurvenreich!

Ihre Figur ist die gelungene Mischung aus Rundungen an der richtigen Stelle und einer »Wespentaille« und lässt sich am besten mit einem »X« darstellen. Wenn Sie Ihre schmalere bzw. deutlich modellierte Taille betonen möchten, dann setzen Sie farbliche oder stilistische Kontra- und Kontrastpunkte überall dort, wo der Betrachter Ihre Kurvigkeit wahrnehmen soll. (Dies gilt selbstverständlich ganz genauso, wenn Sie nicht zu den »Dünnen« gehören!) Weiche, fließende Stoffe in schmeichelnden Materialien unterstützen Ihren Körperschwung.

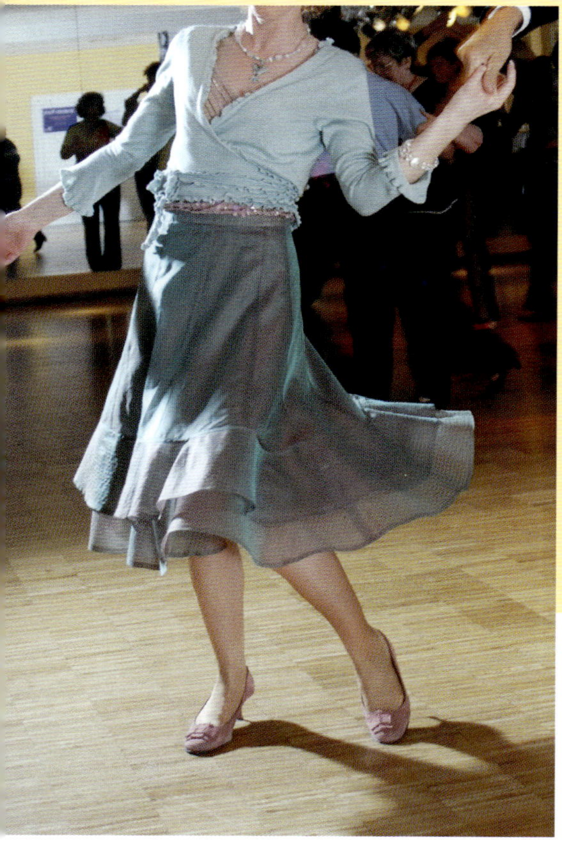

14

Ihre Mogelhilfen auf einen Blick:

Großer Busen

- Unifarbene, dunklere, schlichte Oberteile in weicheren Materialien (14), spitze Krägen und Ausschnitte, kleine und kürzere Revers, Längsnähte, Längsstreifen, Minimizer-BH.

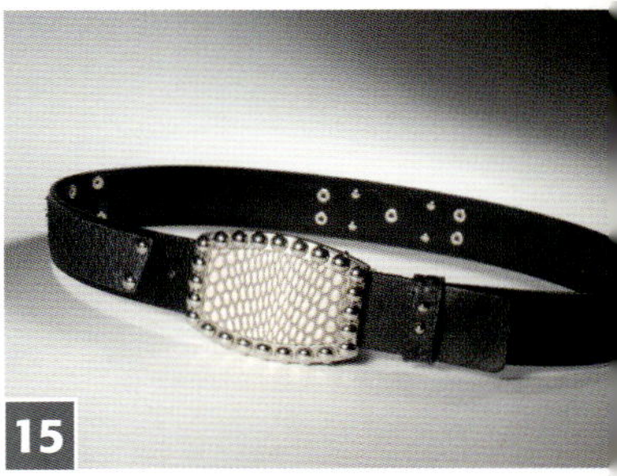

15

Lange Arme

- Weiter geschnittene Ärmel, zweifarbige oder gemusterte Ärmel, breiterer Armschmuck.

Kurze Taille

- Überspielende Oberteile, Längsnähte, Längsmuster, schmale Gürtel. (15)

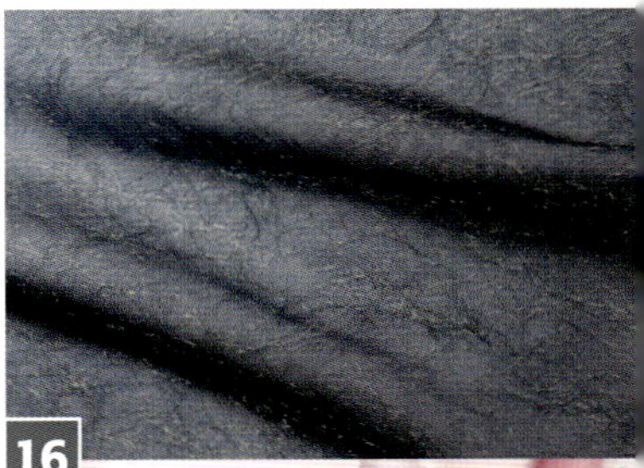

16

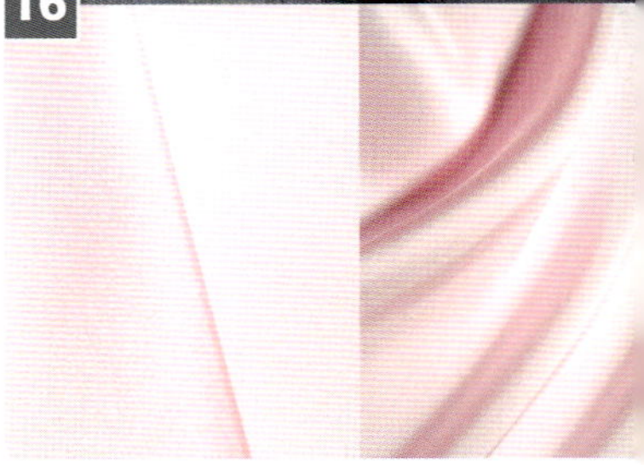

Breitere Hüftpartie

- Fließender Farbverlauf in locker umspielenden Schnitten und weich fallenden Stoffen. (16 a, b)

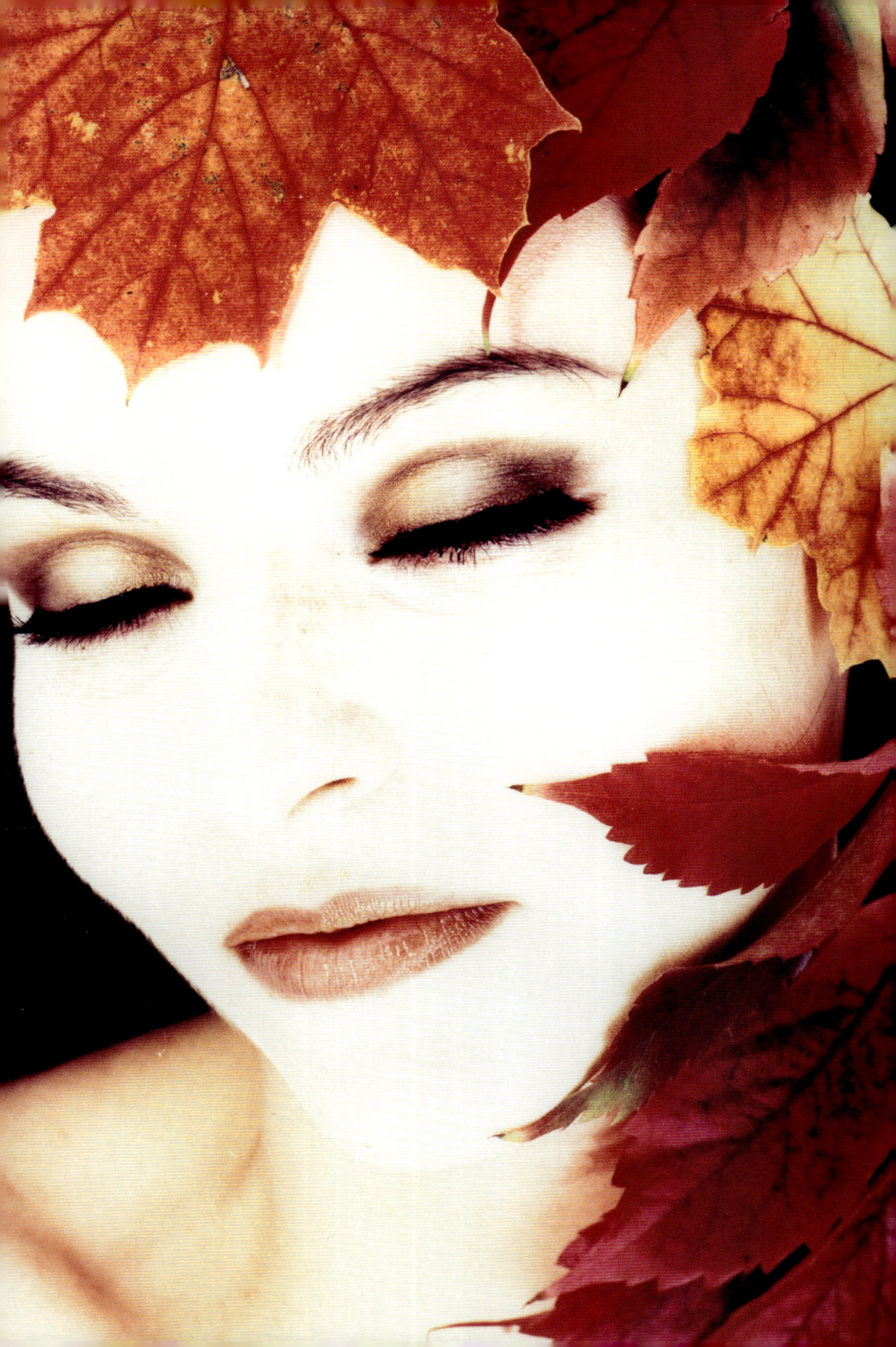

Körpergefühl – Was Gesicht und Körperbau über »Ihren Typ« verraten

Paul findet meinen Busen zu klein und meinen Bauch zu dick. Und meinen Hintern. Ich allerdings finde mich extrem okay.« Die »Du-Darfst«-Werbung aus dem Fernsehen holt Frauen genau bei der Frage ab, die sie sich häufig stellen: »Wie wirke ich? Wie komme ich an?« Auch Männer interessiert es übrigens, welchen Eindruck sie machen, denn das Bedürfnis, attraktiv zu erscheinen oder andere zu beeindrucken, ist uns teilweise angeboren. Doch woher kommt das?

Als die Frühmenschen vor ca. 1,5 Millionen Jahren noch »in ihren Höhlen saßen«, keine Sprache, keine abschließbare Eingangstür und erst recht kein staatlich geregeltes Polizeisystem hatten, mussten sie spontan und sofort entscheiden: bleiben oder fliehen? Inzwischen steht wissenschaftlich fest: Wir sind von Natur aus darauf konditioniert, mit einem Blick sofort zu entscheiden: Freund oder Feind, Opfer oder Jäger, gut oder schlecht? Auch heute noch sind wir mit instinktiven Reaktionsmustern ausgestattet, die uns eine Ersteinschätzung unseres Gegenübers ermöglichen. Und dabei beeinflusst unsere höchst individuelle Körper- und Gesichtsform ganz enorm, wie wir auf Paul und alle anderen wirken.

Stille Post – Wie Sympathie und Antipathie entstehen

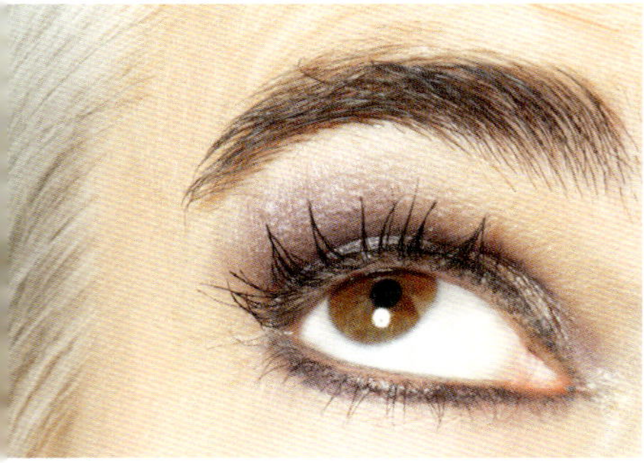

Die Evolution hat den Menschen als »Augentier« konzipiert. Dies bedeutet, dass wir unsere Umwelt mit ihren Möglichkeiten und Gefahren, aber besonders auch andere Menschen rein visuell bewerten und einschätzen. Der berühmte *erste Eindruck* entsteht genau so und prägt dauerhaft die Meinung über einen Menschen. Ein wenig später kommen dann noch andere Faktoren dazu, wie z. B. Mimik und Gestik, Stimme und Sprache u. a. mehr – doch Bewertungsgrundlage ist für jeden Menschen zunächst das, was er sieht. Immer, überall und getreu dem Motto: »You get what you see«. Wir suchen also unser Gegenüber nach Merkmalen ab, aus denen wir ableiten wollen, wie es »tickt« und welche charakterlichen Eigenschaften es mitbringt. Die Wissenschaft spricht hier vom Modell der *visuellen Stereotypisierung*. Bemerkenswert ist, dass wir an der einmal spontan getroffenen Einschätzung sehr lange festhalten. Auch wenn Vernunft oder Verstand »eingeschaltet« werden, ist unser Urteil nur noch schwer zu ändern.

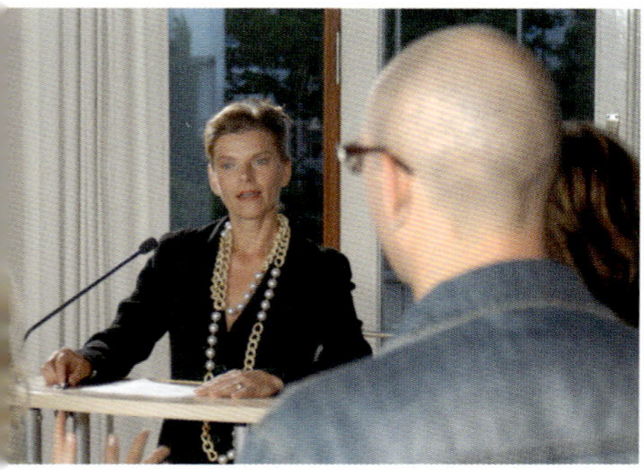

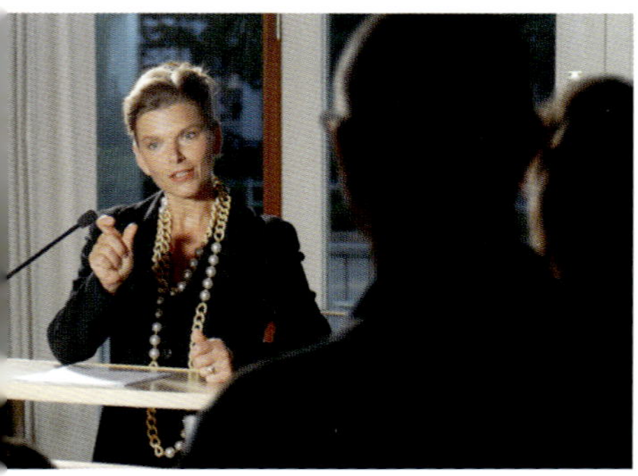

Frauen können so z. B. den Testosteronspiegel möglicher Sexualpartner »messen«. Dazu hatte der US-Psychologe James Roney von der University of California Frauen Fotos vorgelegt. Sie bevorzugten jene Männer, die die äußeren Zeichen für hohe Sex-Hormonwerte hatten – z. B. ein markantes Kinn – allerdings nur für eine kurze Affäre. Für die dauerhafte Beziehung mit Kinderwunsch bevorzugten sie jedoch Männer mit weichen Zügen, die bessere Versorgerqualitäten erwarten ließen.[1]

Welche Person sieht kompetenter aus?«, so die Frage von Forschern in einer Studie[2], »›Babyface‹ oder markante Züge?« Ein Psychologenteam unterzog die Bewerber für einen Sitz im US-Kongress einer »Gesichtskontrolle« – bei der Wahl 2005 sagten die befragten Personen in zwei von drei Fällen den Gewinner korrekt voraus. Offenbar entscheidet der Blick ins Gesicht in Sekundenschnelle über die Fähigkeit des Politikers – und damit über den Wahlerfolg. Ein nachträglicher Vergleich der Kandidaten der beiden vorhergehenden Kongresswahlen bestätigte ihre These.

SCHON GEWUSST?

Wussten Sie, dass es einen prinzipiellen Zusammenhang zwischen dem Aussehen und der subjektiven Zuschreibung von Kompetenzen gibt? Dies belegten Forscher der Colgate University bereits im Jahr 1999[3] und stellten fest: Gesichtsformen, die rund und weich anmuten (1), betrachten wir als freundlich, ungefährlich und ansprechbar, die dazu gehörenden Träger ebenfalls. Gesichtsformen, die eckig, kantig oder spitz anmuten (2), verbinden wir mit Gefahr und wir werden vorsichtig. Träger dieser Gesichtsformen gelten als durchsetzungsfreudig, kompetent und dynamisch. Gerade, regelmäßige Gesichtslinien (3) assoziieren wir mit strengen, klaren und einschätzbaren Menschen, asymmetrische Formen (4) eher mit interessanten, aber unbeständigen Zeitgenossen. Helle Haare erhalten spontan einen »Sympathiebonus«, dunkle Haare wirken rassig, unangepasst, interessant.

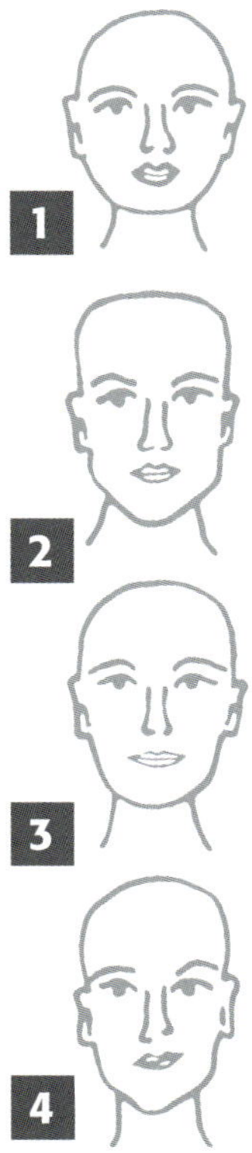

Körpersprache einmal anders – You get what you see!

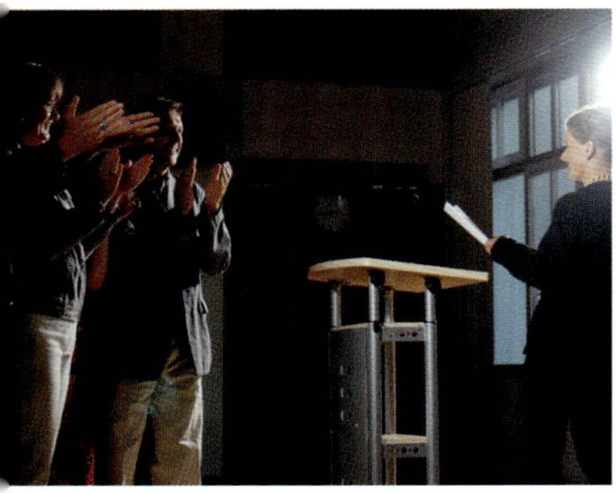

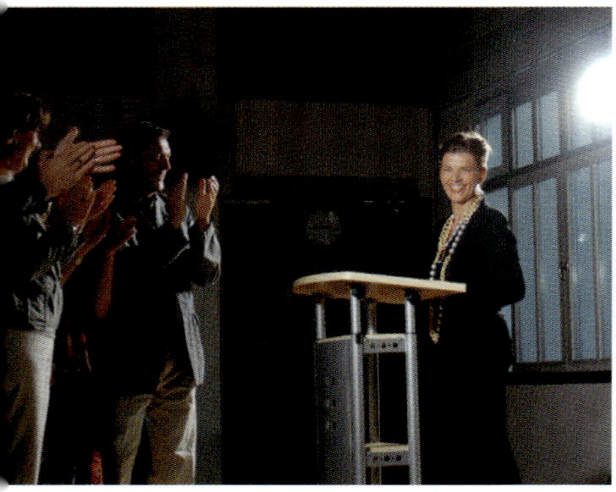

Nicht nur Ihre Worte zählen, auch Ihre Gesichts- und Körperformen sprechen laut und deutlich! Sie haben sich alles gesagt, gut argumentiert, sind auf Ihr Gegenüber eingegangen und trotzdem war das Gespräch nicht zufriedenstellend? Dies könnte am ersten Eindruck liegen, den Sie mit den sogenannten nonverbalen Signalen ausgesendet haben, denn mindestens 80 % aller Eindrücke (Blicke, Gesten, Mimik, Stimme) sind uns nicht bewusst, liegen also wie bei einem Eisberg unter der Wasseroberfläche. Sie sind nur indirekt erfassbar, haben jedoch einen enormen Stellenwert. In Sekundenschnelle wird spekuliert und interpretiert, ganz ohne Ihr aktives Zutun! Ihre Gesichts- und Körperformen gehören ebenso zu den nonverbalen Signalen und tragen ganz erheblich dazu bei, wie Sie von anderen Menschen wahrgenommen werden und bei diesen ankommen. Die nachstehende Studie belegt dies eindrucksvoll:

Die Psychologen Todorov und Willis von der Princeton University zeigten 117 Studienteilnehmern insgesamt 66 Porträtfotos, die sie spontan nach den Eigenschaften Attraktivität, Sympathie, Vertrauenswürdigkeit, Kompetenz und Aggressivität beurteilen sollten. Das Ergebnis: Nach einer Zehntelsekunde war ihr Urteil gefällt – das sich bei einem längerem Betrachtungszeitraum (eine halbe Sekunde, eine Sekunde) nicht maßgeblich änderte, ganz im Gegenteil: Je länger der Betrachtungszeitraum, desto größer war das Vertrauen der Teilnehmer in ihr Urteil. Die Versuchsteilnehmer reagierten also intuitiv auf die gezeigten Gesichter, folgern Todorov und Willis: »Eindrücke von Personen entstehen ohne Anstrengung und unmittelbar auf Basis minimaler Information.«[4]

Dem Volk aufs Maul schauen« – das war ursprünglich Martin Luthers Prinzip bei der Übersetzung der Bibel ins Deutsche. Er wollte damit erreichen, dass seine Worte dem Volk verständlich werden. Wenn wir in Gesichter oder auf Körper schauen, ist dies ganz genauso. Doch leider ist die Ausdruckspsychologie ein von der universitären Psychologie stark vernachlässigter Bereich. Dabei liegt es auf der Hand, dass wir uns als visuelle Wesen vom Ausdruck anderer Menschen leiten lassen, um einen Eindruck von ihnen zu erhalten. Die laienhafte »Gesichtsinterpretation« ist in diesem Zusammenhang ein zentrales Moment, denn nichts betrachten wir alle schneller und lieber als das Gesicht unseres Gegenübers. Immer und bei jedem Kontakt! Im nächsten Kapitel erfahren Sie, welchen Eindruck Sie auf andere machen, welche Einschätzungen man über Sie allein aufgrund Ihres optischen Erscheinungsbildes abgibt – und vor allem, wie Sie stilistisch geschickt agieren können, wenn Sie nicht in die »08/15-Evolutions-Schablone« gesteckt werden möchten! Wir leiten Sie aber auch an, positive Gesichtsmerkmale zu unterstreichen – und diese mit subtilen Stilmitteln unabhängig von Ihrem Make-up zu betonen.

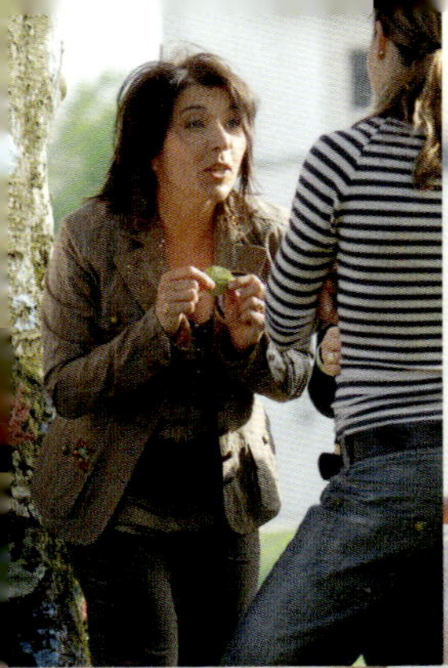
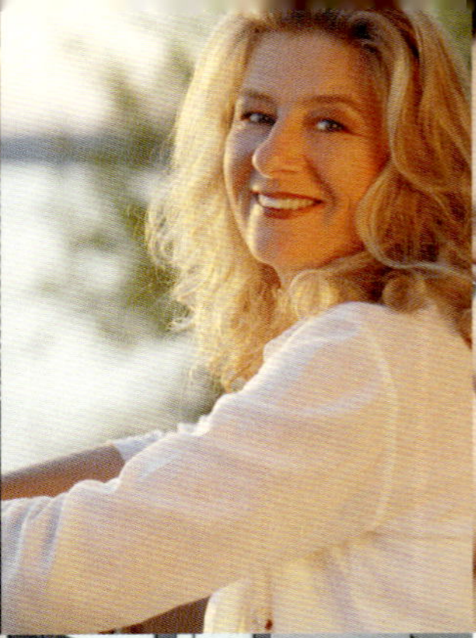
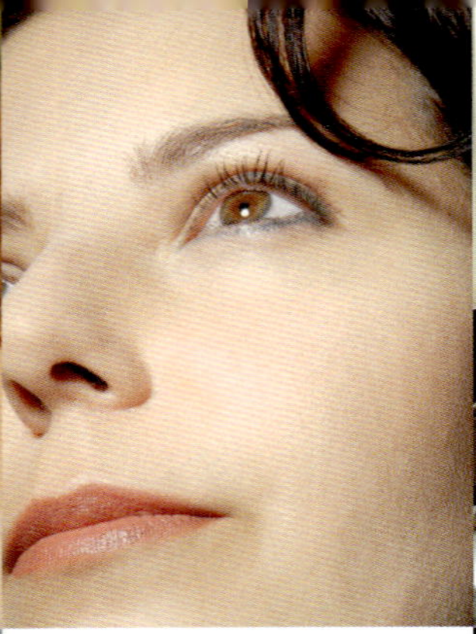
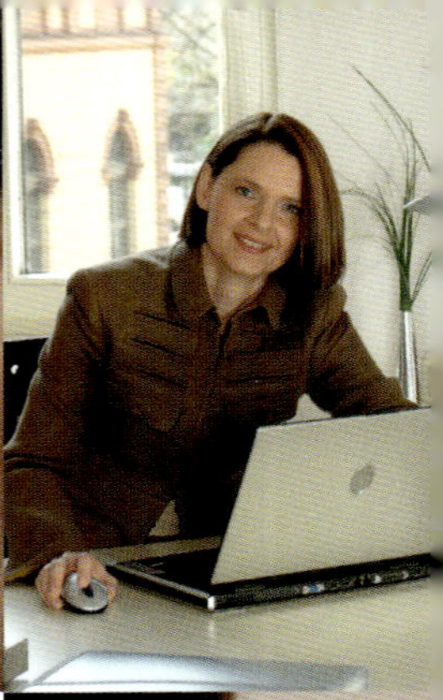
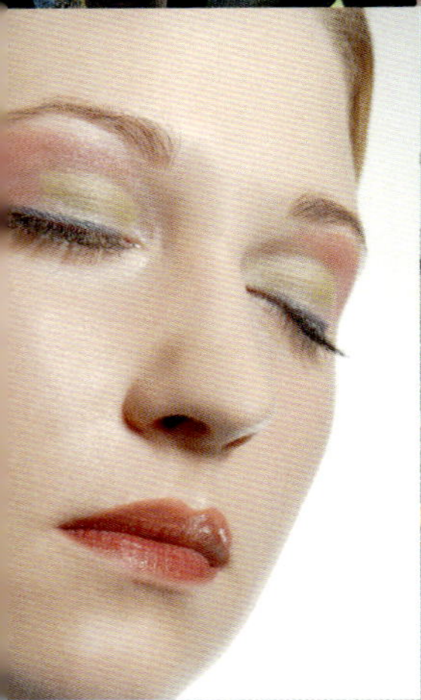
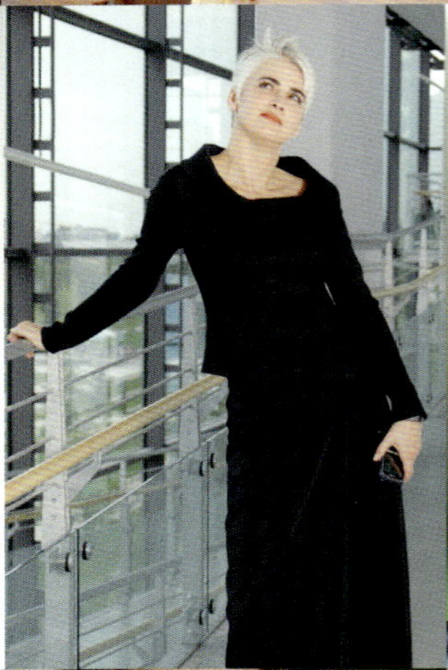
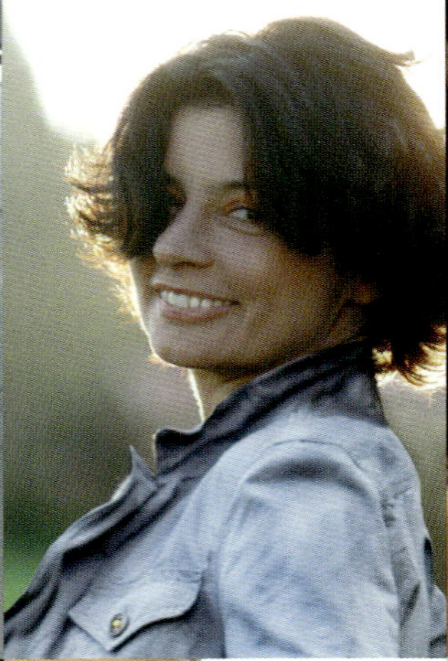
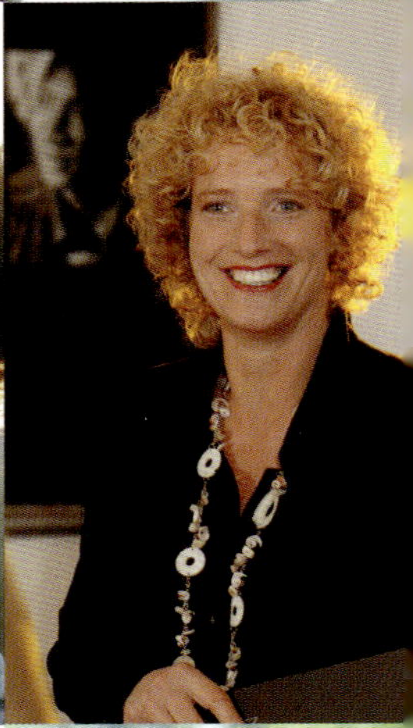
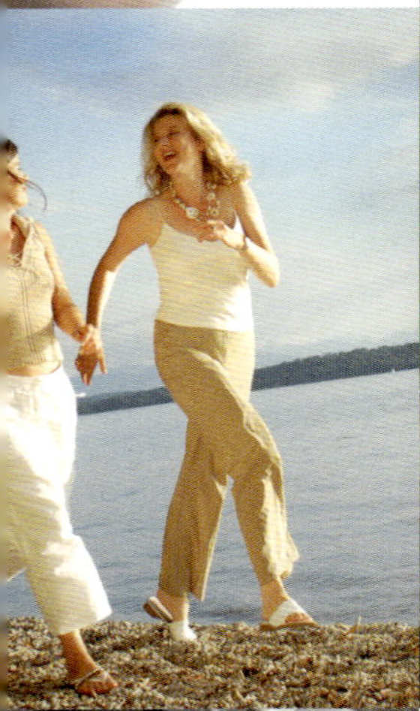
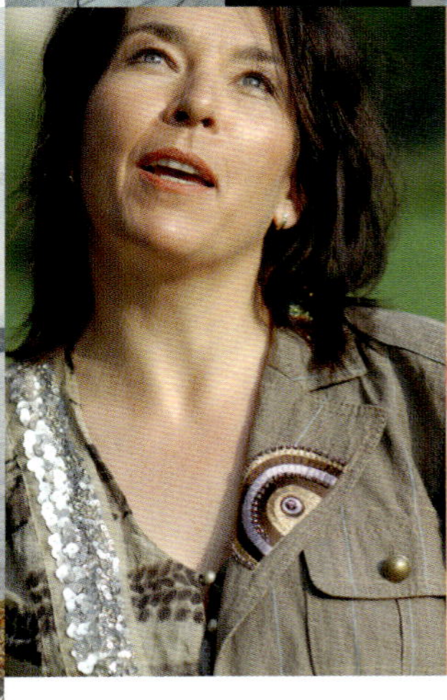
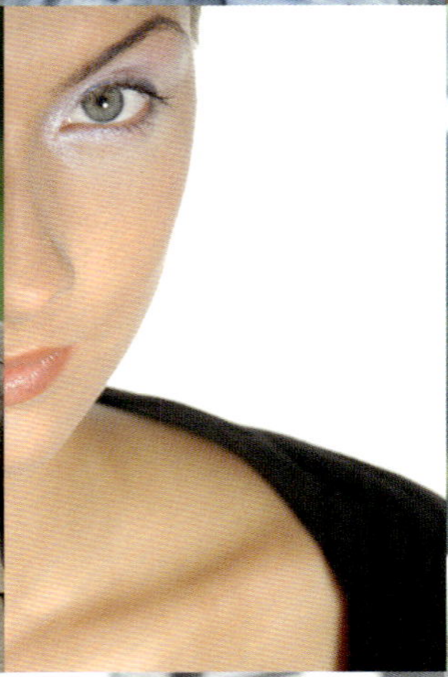
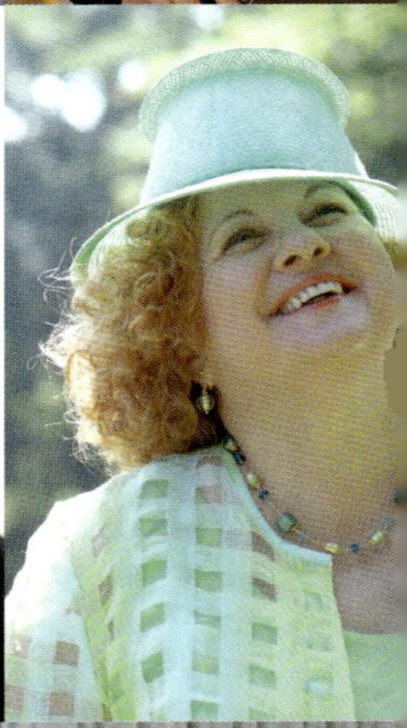
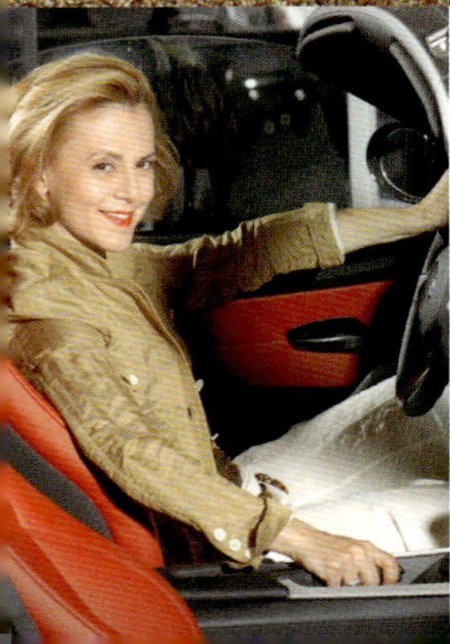
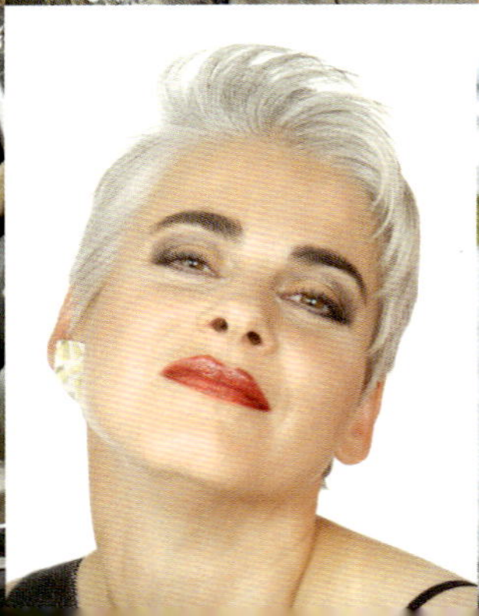
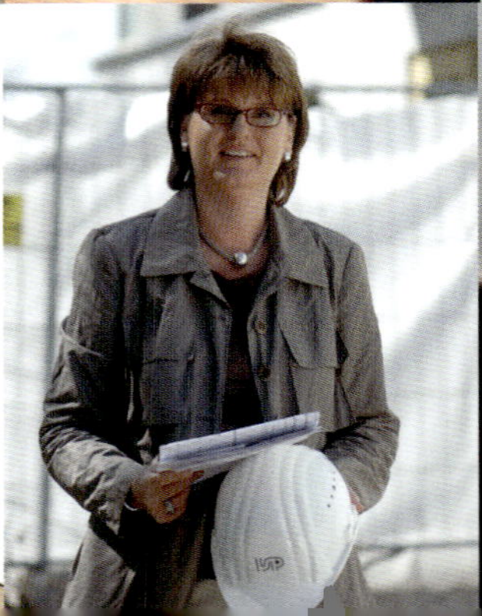
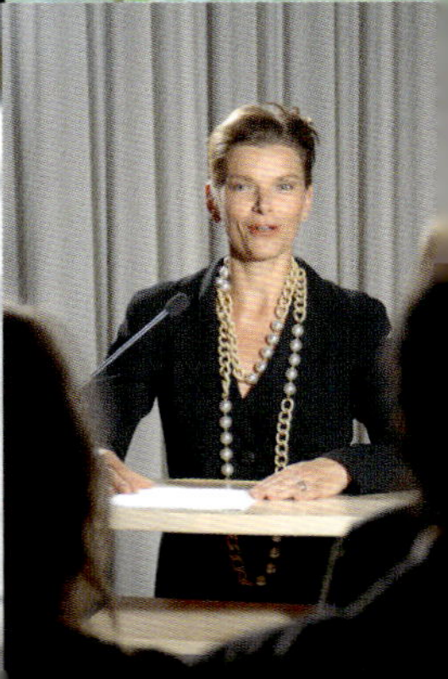

Stilgefühl – Wie ein Klasse-Stil an Ihnen entsteht

Sie betreten einen Raum – und fühlen sich sofort wohl. Woran liegt es? Wahrscheinlich hat dies viele Gründe, hinzu kommen Ihre persönlichen Empfindungen und Ihr Geschmack, aber ganz sicher hat es auch damit zu tun: Dieser von Ihnen als angenehm empfundene Raum ist nicht durchgängig nach harmonischen Grundprinzipien gestaltet, sondern lebt durch eine Mischung aus geraden, eckigen und runden Formen, kühlen und warmen Farbtönen, bunten und unbunten Elementen usw. Eine positive Spannung entsteht dadurch, dass nicht einfach nur konsequent, sondern gekonnt kombiniert wird: Modernes steht neben Traditionellem, Rustikales neben Elegantem.

Stilrichtungen – Wo sie nützen und wo nicht

Sich nach der Mode oder einer bestimmten Stilrichtung zu kleiden ist einfach: Sie brauchen nur aufstehen, hingehen und kaufen. Ihr persönlicher Stil dagegen ist komplexer, aber auch interessanter. Er lebt durch Sie und mit Ihnen, entwickelt sich mit Ihren individuellen Vorlieben, Ihren Lebensumständen und einem spielerischen Kleidungsmix, der nur zu Ihnen passt. (Vorsicht: Dies soll nicht als Generalabsolution verstanden werden, x-beliebig zu kombinieren, sondern Sie ermuntern, dies gekonnt zu tun!) Lassen Sie »Stilhülsen« wie z. B. »Man trägt's doch jetzt knielang und schwarz« oder »Klassisch ist in jeder Situation passend« am besten links liegen und wählen Sie dem Anlass entsprechend eine bewährte Grundstilrichtung, die Ihnen Sicherheit gibt: In Bewerbungssituationen oder im Business hat ein verspielter Außenauftritt nichts zu suchen, weil es auf sachliche Vermittlung von Inhalten ankommt. Deshalb werden Sie sich hier für schlichte, klassische Kleidungsstücke entscheiden. Beim ersten Date hingegen wäre ein allzu formaler Auftritt grundverkehrt, denn Ziel des Treffens ist hier, den passenden Partner zu finden und Signale der Bereitschaft zu senden, für die Sie sicher eine passendere Präsentationsmöglichkeit finden als das Business-Kostüm. Mit den Worten Oscar Wildes: »Das Durchschnittliche gibt der Welt den Bestand, das Außergewöhnliche ihren Wert.«

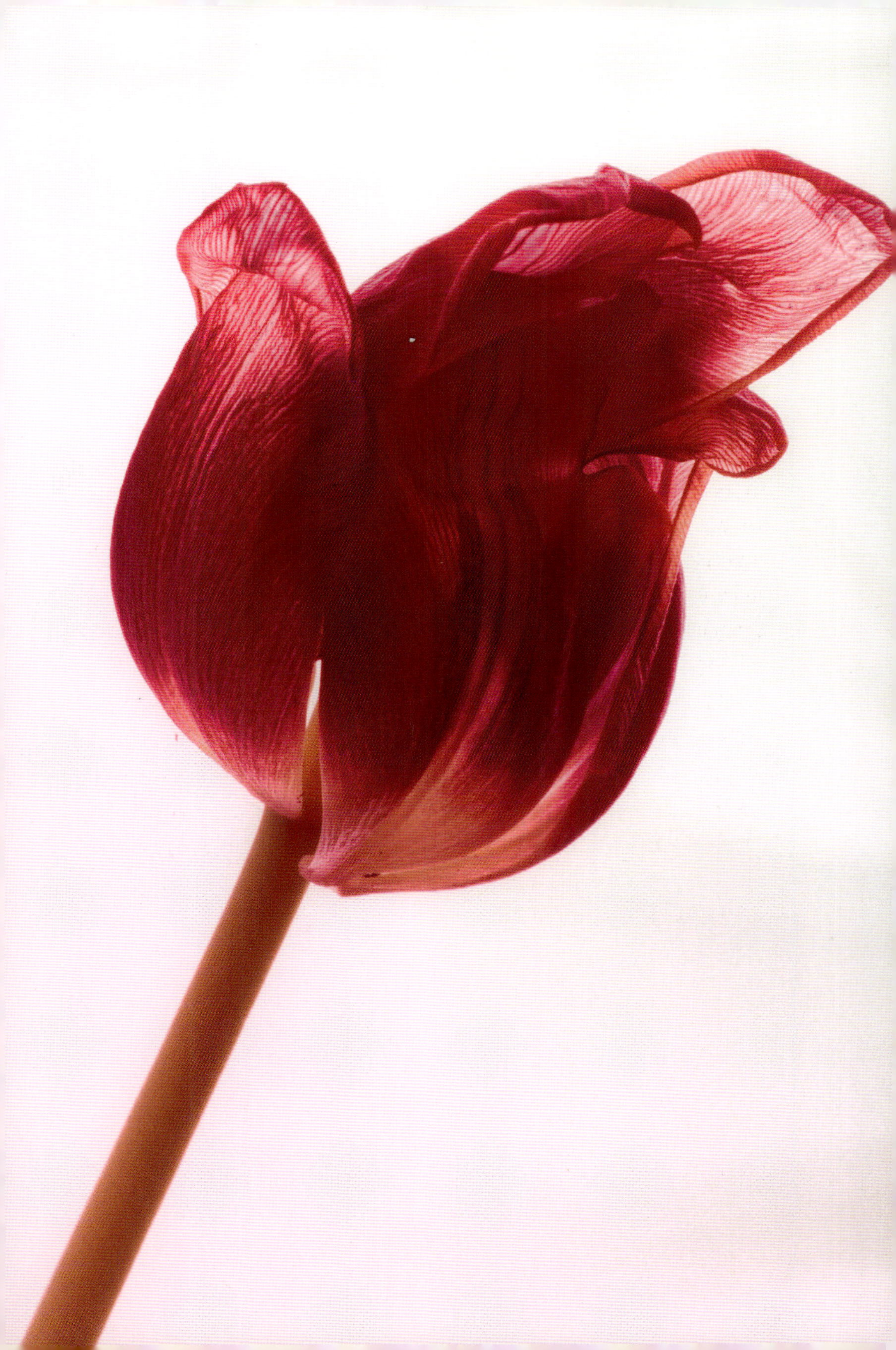

Stil-Balance

Auf der Suche nach dem persönlichen Stil ist es wesentlich, die eigenen Körperformen gekonnt zu präsentieren, diese anschließend in passende Stoffe zu verpacken und in Farben zu zeigen, die Ihrer Persönlichkeit entsprechen. Auch Anlass und die gewünschte Wirkung sollten berücksichtigt werden, wenn Sie erfolgreich sein wollen. Nicht weniger zentral für Ihren gelungenen Stil sind die Feinheiten, das »gewisse Etwas«, das entsteht, wenn Ihnen eine Punktlandung glückt. Sie werden es zuerst im Spiegel bemerken und sich richtig gut damit fühlen, aber auch für andere wird dies deutlich wahrnehmbar sein! In diesem Kapitel geht es um den nötigen Feinschliff, der Sie zum Strahlen bringt, und um das Wörtchen »Balance«.

Stil-Ikonen und modische Lichtgestalten helfen mit ihren Interpretationen dabei nur bedingt. Sie inspirieren zwar mit zündenden Styling-Ideen, können Ihnen aber auch nicht weiterhelfen, wenn Sie sich als zu brav, zu grau, zu eckig oder zu angepasst empfinden. Denn Trendsetter setzen Trends und nicht Ihren persönlichen Stil, sie inszenieren Ungewöhnliches, nicht unbedingt Tragbares. Deshalb beschleicht Sie vermutlich beim Durchblättern von Modezeitschriften und Boulevardblättern manchmal das dumpfe Gefühl, dass dies alles nicht zu Ihnen, Ihrem Alltag, Ihren Anlässen oder Ihrem Alter passt.

Eine der häufigsten stilistischen Sackgassen führt direkt zum Stichwort »100%«. Genauer gesagt: Es ist auf Dauer ermüdend, monoton und reizlos für Sie (und Ihre Betrachter!), wenn Sie mit Ihrer Kleidung, Ihren Accessoires, Ihrem Hairstyling und Ihrem Make-up die größtmögliche *Harmonie* an sich erzeugen wollen. Aber auch das Gegenteil gestaltet sich strapaziös und zeitraubend: 100 % *Kontrast* erzeugt meist Widerstand und reizt zum Widerspruch.

Was bleibt, ist die Sehnsucht, ein originelles Unikat zu sein – ein eigener Typ, unverwechselbar und individuell. Um dies zu erreichen lohnt es sich, nach Ihrer eigenen Stil-Balance zu suchen, die zwischen Harmonie und Kontrast angesiedelt ist.

Der kleine lila Hut

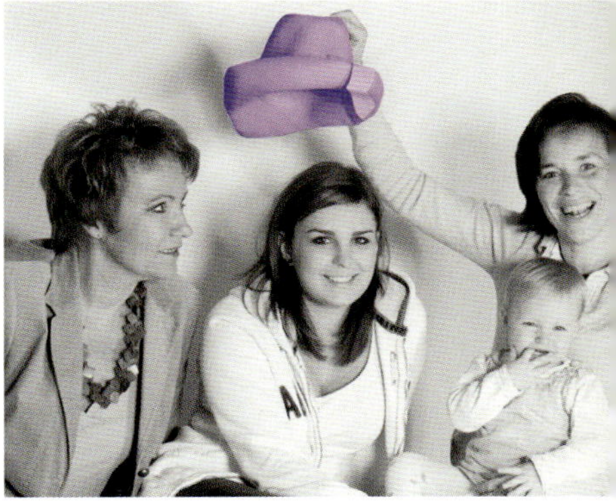

Im Klartext bedeutet das: Es geht nicht darum, dass Sie sich 100 % warm- oder kühlgrundig kleiden, ausschließlich die romantische oder klassische Stilrichtung bedienen und, last, not least, Lila tragen, wenn Lila angesagt ist. Es geht auch nicht darum, dass Sie Ihren kleinen lila Hut aufsetzen, obwohl Sie ansonsten nie Hüte tragen, obwohl niemand sonst mit einem lila Hut zur Betriebsfeier erscheint – und lila sowieso gerade völlig out ist! Es geht darum, den besagten lila Hut als gezielten, erfrischenden, originellen Stilbruch zur klassischen Stilrichtung, zu warmgrundigen Farben, als modisches i-Tüpfelchen hinzuzufügen – und ihn zu integrieren als lebendigen Ausdruck Ihrer Persönlichkeit.

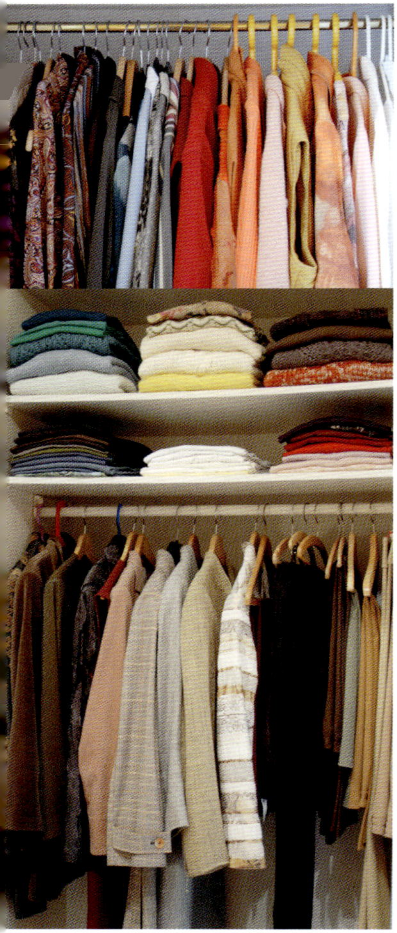

Was möchten Sie anziehen?

»Was soll ich anziehen?« Bevor Sie künftig in Ihren Kleiderschrank greifen, formulieren Sie Ihre Frage besser kreativ um: »Was *will* ich anziehen?« – wobei wir »anziehen« durchaus doppelbödig verstehen, denn wir meinen in diesem Zusammenhang das Prinzip von »Ursache und Wirkung«, das auch im Bereich Ihres persönlichen Stils elementare Orientierungshilfe gibt!

Aus Ihrem Alltag kennen Sie diese universelle Gesetzmäßigkeit und handeln entsprechend: Sie haben Hunger und essen etwas. Sie brauchen Licht und betätigen den Schalter. Sie möchten Blumen in Ihrem Garten, also säen oder pflanzen Sie. Immer kommt die Ursache vor der Wirkung und beides steht in engem Zusammenhang.

Gesicht und Körper funktionieren genauso: Sie setzen mit Ihrer körperlichen Erscheinung eine Ursache – und unser Gegenüber reagiert darauf, interpretiert und schlussfolgert – ob Sie dies wünschen oder nicht:

URSACHE …

- Gerundete Gesichts- und Körperformen werden unbewusst mit Freundlichkeit assoziiert.
- Gerade Gesichts- und Körperformen mit Klarheit.
- Eckige Gesichts- und Körperformen mit Tatkraft.
- Asymmetrische Gesichts- und Körperformen werden als Abweichung vom Plan gedeutet. (s. S. 49)

... UND WIRKUNG!

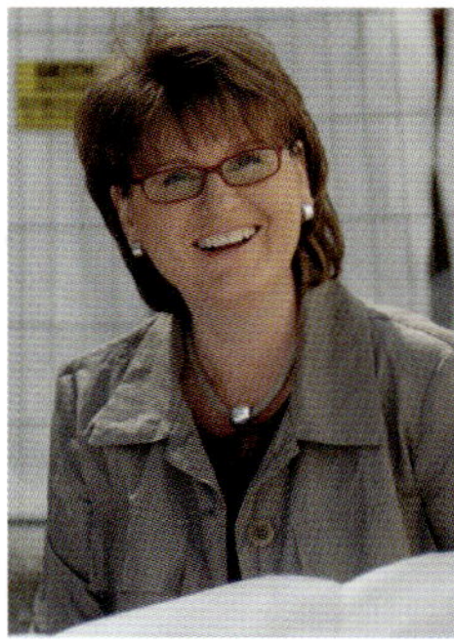
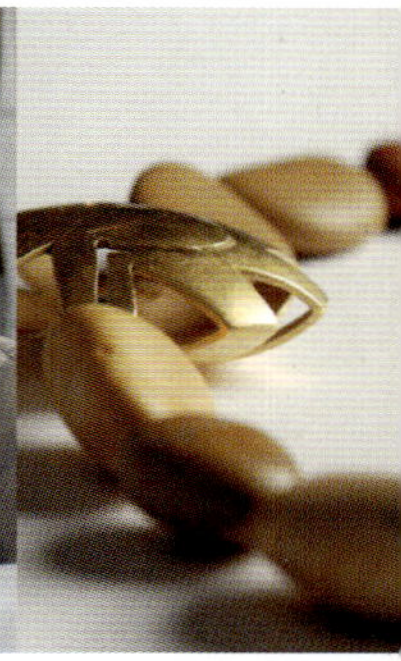

- Mit gerundeten Stilmitteln zeigen Sie Verbundenheit und Verbindlichkeit.

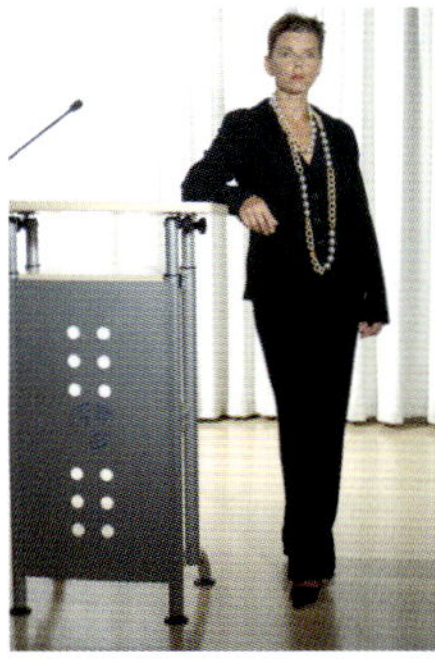
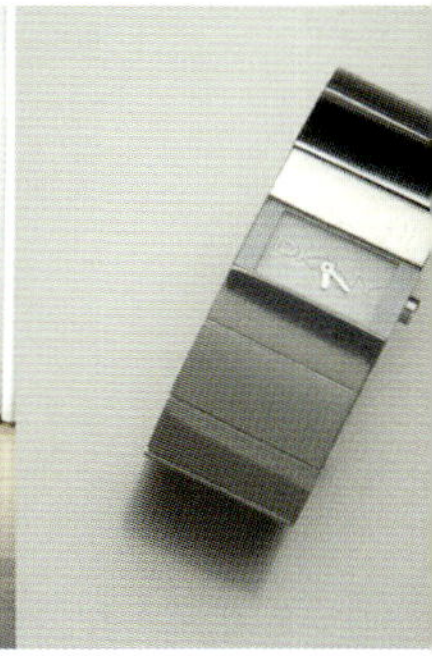

- Mit geraden Stilmitteln präsentieren Sie Geradlinigkeit und Prinzipientreue.

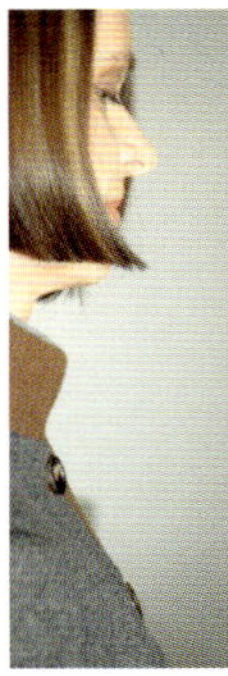
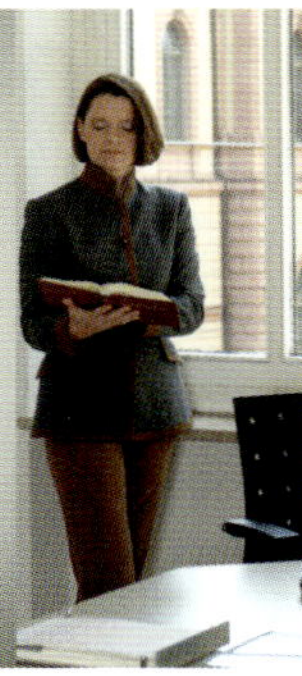
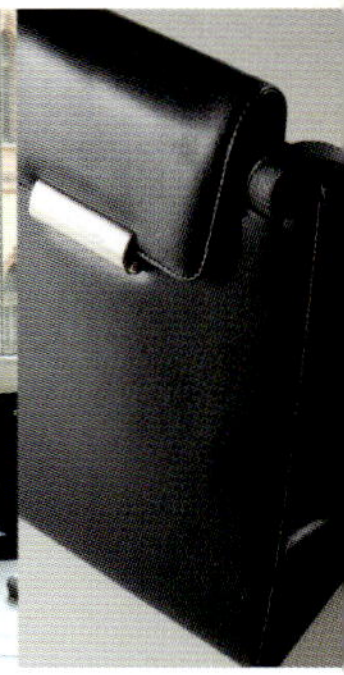

- Mit eckigen Stilmitteln kündigen Sie »Kante« und Stehvermögen an.

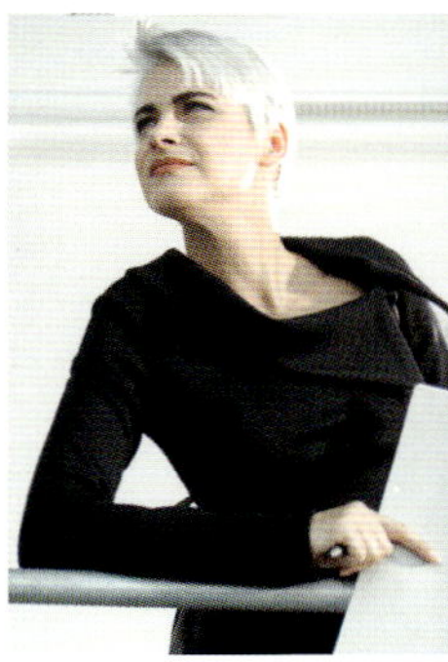
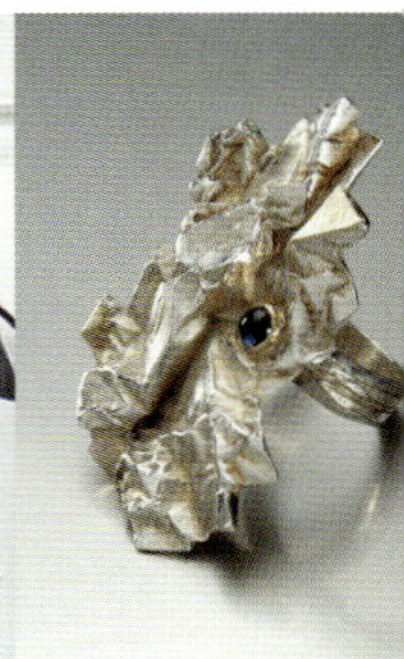

- Mit asymmetrischen Stilmitteln signalisieren Sie Veränderungsbereitschaft.

SCHON GEWUSST?

… und das sagt der Volksmund dazu:
Kein Kopf ist nur rund • Eckige ecken an • Runde rollen weg • Es ist nicht leicht, mit zu vielen Ecken und Kanten Rundungen zu finden • Wer aus dem Rahmen fällt, beweist, dass er Ecken und Kanten besitzt • An Menschen mit herausragenden Ecken und Kanten können wir viel besseren Halt finden als an rundum angepassten • Eine klare Linie erlaubt auch Kurven • Geradlinigkeit ist oft zu schneidig

Der Mensch hat feste Sehgewohnheiten. Deshalb sieht er einen Kreis nicht einfach als Kreis, sondern assoziiert sofort Eigenschaften, Wörter und Gefühle mit dieser Form. Deshalb lassen sich Emotionen und Assoziationen auch in Ihrem Stil geschickt nutzen, um die von Ihnen gewünschte Wirkung zu untermauern.

Machen Sie sich also die Wirkung bewusst, die Sie mit den entsprechenden Stilmitteln erzielen wollen – und seien Sie sich Ihrer eigenen Gesichts- und Körperformen bewusst.

Auf den nächsten Seiten zeigen wir Ihnen, wie Sie beides stilistisch gezielt in *Harmonie* bringen oder gekonnt *Kontrast* aufbauen können. Gerade für Ihr Feintuning bietet Ihnen Ihr Gesicht unglaubliche Anhaltspunkte dafür, welche Formen und Details bei Krägen, Mustern, Accessoires (Schmuck, Schuhe, Brillen, Gürtel, Taschen, Tücher …) und Stoffstrukturen Ihnen »gut zu Gesicht« stehen. Immer können Sie zwischen zwei Möglichkeiten wählen:

Harmonie erzeugen – Kontrast aufbauen

Harmonie erzeugen bedeutet: Wenn Sie die natürlichen Konturen Ihres Gesichtes, aber auch als positiv empfundene Einzelmerkmale wie z. B. Ihre fein geschnittene Nase, Ihre funkelnden, klaren Augen, Ihren grandiosen Augenbrauenschwung oder Ihre schön gerundete Wangenpartie, Hautstruktur oder Haarbeschaffenheit als unterstreichenswert empfinden, dann *spiegeln* Sie sie und geben diese im Detail mit Kleidung und Accessoires wieder. (1) Beispiel: Ein interessantes, dreieckiges Gesicht wird stilistisch kopiert mit einem V-Ausschnitt und ergänzt mit spitz zulaufenden Schuhen. Damit schaffen Sie einen harmonischen Gleichklang und geben dem Betrachter die Möglichkeit, unbewusst im Gesicht entdeckte Formen in Outfitdetails wiederzufinden. Wenn Sie sich für diese Möglichkeit entscheiden, dann wirken Sie auf natürliche Weise harmonisch, denn Sie spiegeln, was bereits an Ihnen vor-handen ist.

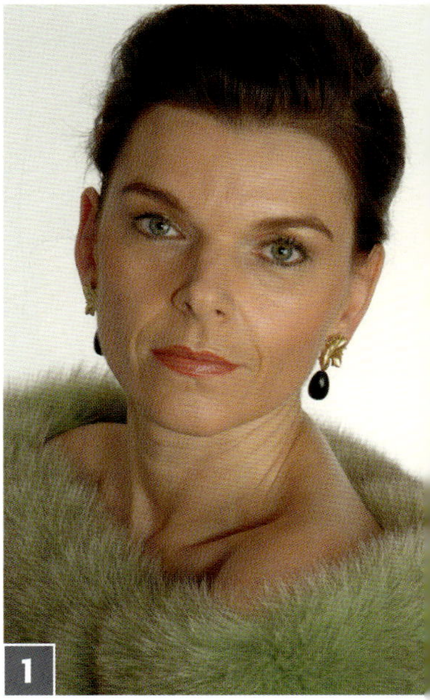

1

Die zweite Möglichkeit, die Sie wählen können: Kontrast aufbauen! Dabei werden die natürlichen Konturen des Gesichtes und einzelne Merkmale, mit denen Sie unzufrieden sind, wie z. B. eine prägnante Nase, ein fülliges, rundes Gesicht oder eine zu eckige Kinn-Kieferpartie etc. *gekontert*, d. h. die Gegenform wird in Kleidung (2) und Accessoires aufgenommen: Rundes wird mit Eckigem ergänzt, Spitzes mit Ovalem, Gerades mit Geschwungenem etc. Damit schaffen Sie

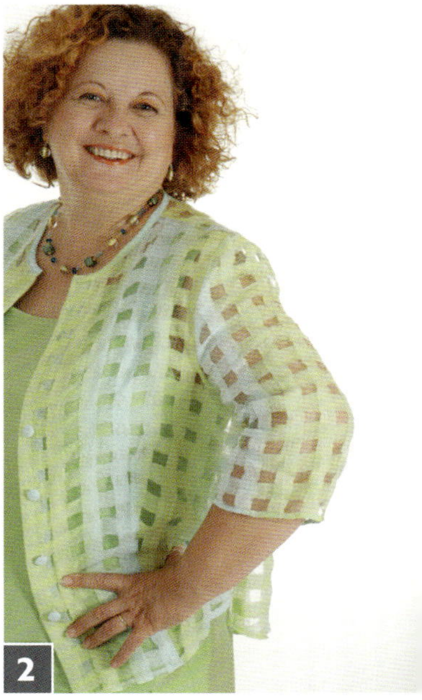

2

einen Spannungsbogen, geben sich selbst eine interessante Kontur und dem Betrachter die Möglichkeit, unbewusst im Gesicht entdeckte Formen (z. B. ein rundes, fliehendes Kinn oder eine wenig definierte Kieferpartie) und damit seine erste Beurteilung mit Outfitdetails zu revidieren. Wenn Sie sich für diese Möglichkeit entscheiden, dann wirken Sie insgesamt interessanter, denn Sie zeigen viele unterschiedliche Formen an sich, die Sie in der ganzheitlichen Betrachtung ausgleichen – wie etwa wie beim Yin-und-Yang-Symbol.

Harmonie erzeugen oder Kontrast aufbauen? Natürliche Formen spiegeln oder mit der Gegenform kontern? Nachstehend geben wir Ihnen mit vielen Fotos und Kurzbeschreibungen Beispiele, die deutlich machen, wie Sie vorgehen und was Sie tun können, um noch positiver in Erscheinung zu treten!

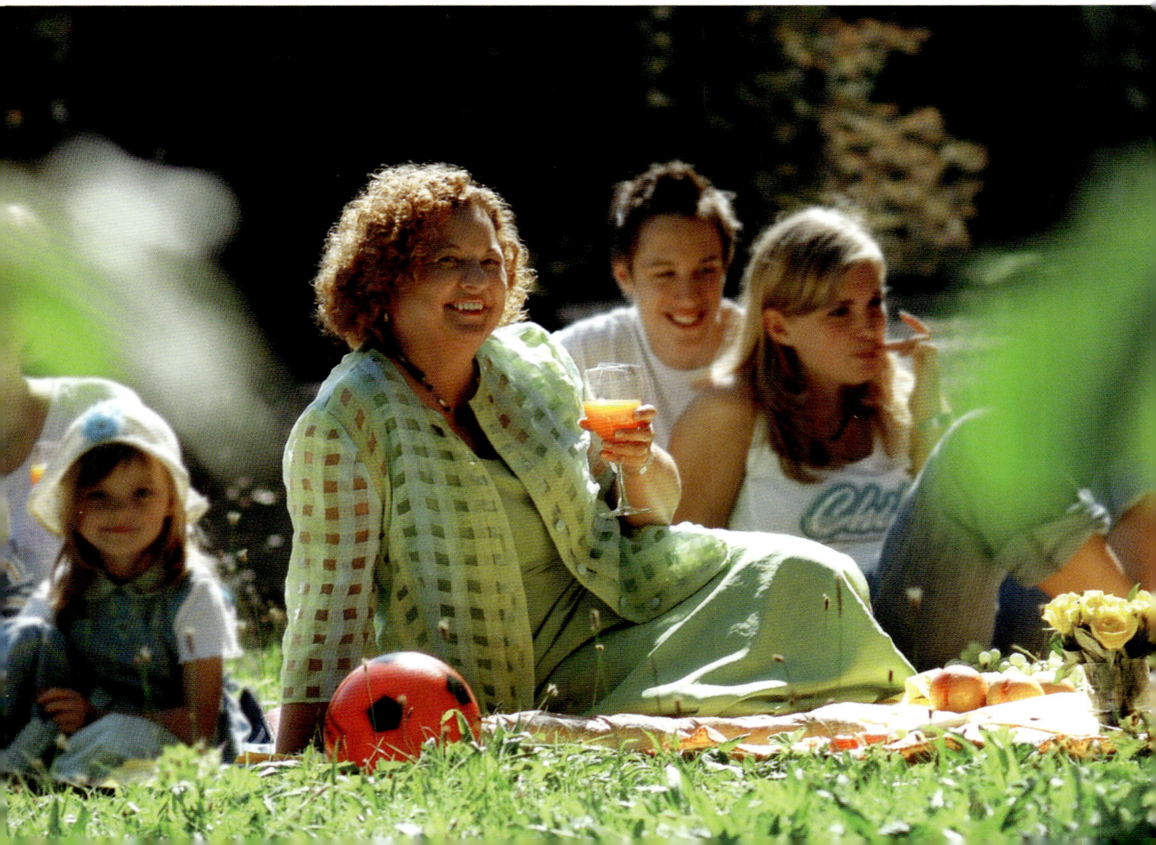

Harmonie erzeugen: Ihre Stilmittel

AUGEN

SCHON GEWUSST?

Augen-Blick mal!
Augen sind der Spiegel der Seele und zeigen eindrucksvoll den schnellen Wechsel von Gedanken und Gefühlen, der sich in jedem Moment ereignet. Augen geben also buchstäblich »Ein-Blick« in das Innere eines Menschen. Ob wir krank, müde, vital oder geistig klar sind, all das können wir außerdem noch ganz intuitiv am Gegenüber erkennen. Übrigens, Pupillen reagieren nicht nur auf Reize wie Helligkeit oder Dunkelheit, sondern auch auf psychische Zustände wie z. B. Erstaunen oder auch Begehren. Wenn Sie also »große Augen machen«, dann weiten sich damit automatisch auch Ihre Pupillen: In Testreihen wurden Männern und Frauen unterschiedliche Objekte vorgeführt. Je höher die Aufmerksamkeit für ein bestimmtes Objekt, umso größer wurden die Pupillen. In jedem Fall gilt: Mit einem betonten Augen-Make-up ziehen Sie immer die Aufmerksamkeit der anderen auf sich!

- Sie brillieren mit funkelnden, klaren Augen? Dann spiegeln Sie diese mit glänzendem Schmuck oder schimmernden Lidschatten beim Augen-Make-up.

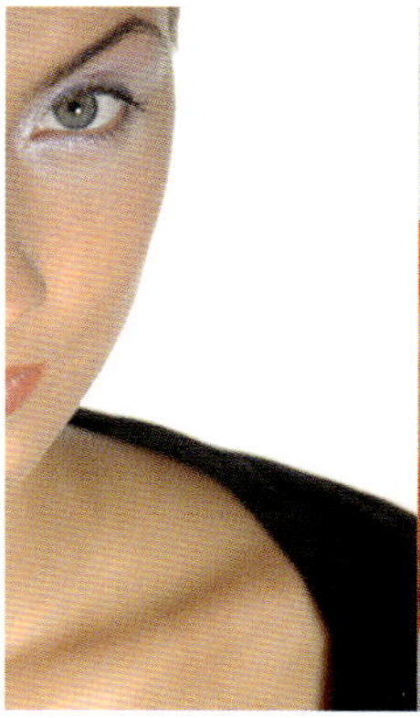
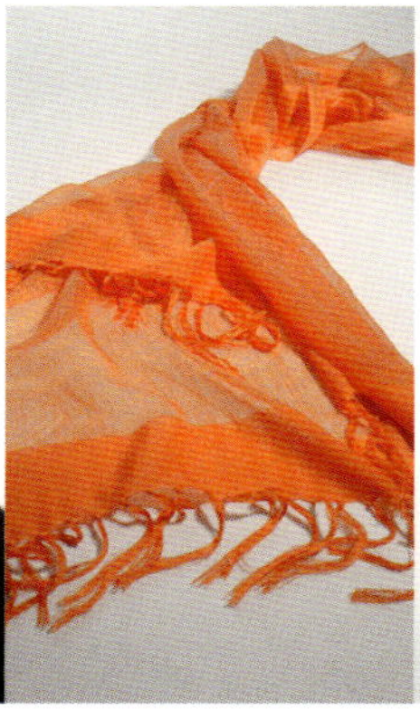
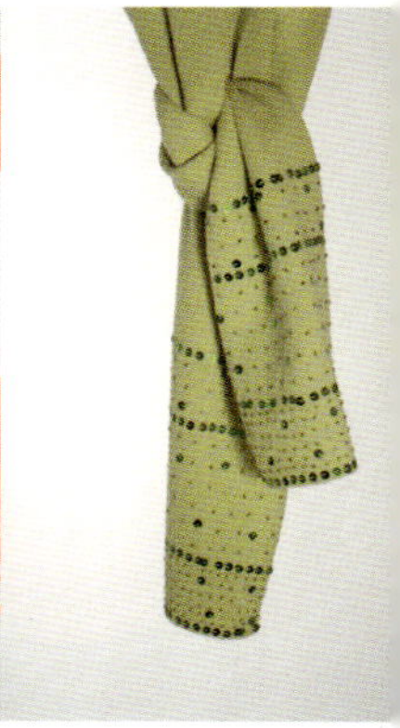

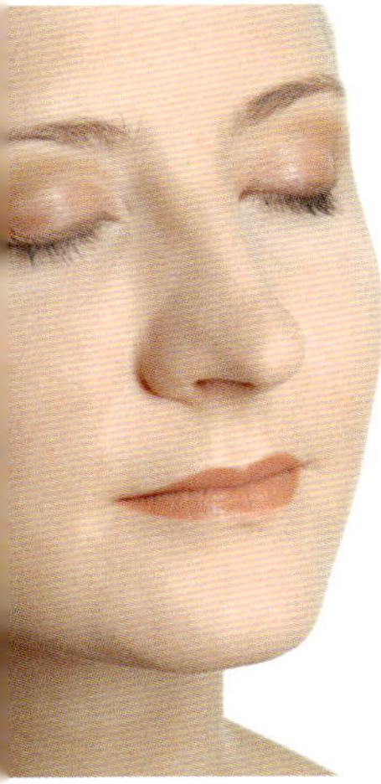

- Ihr Blick wirkt gelassen und ruhig? Greifen Sie zu undurchsichtigem oder mattem Schmuck oder mattem Lidschatten bei Ihrem Augen-Make-up.

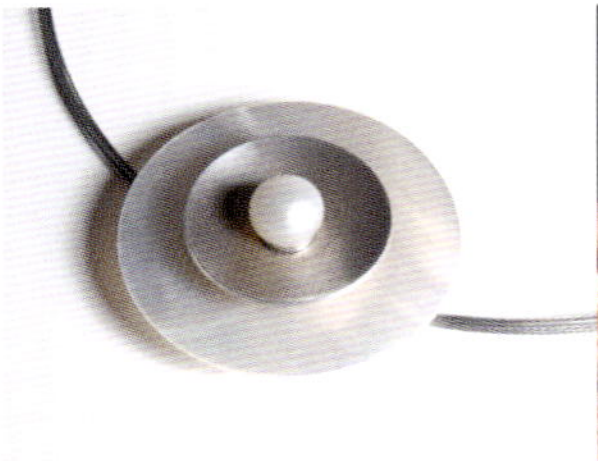

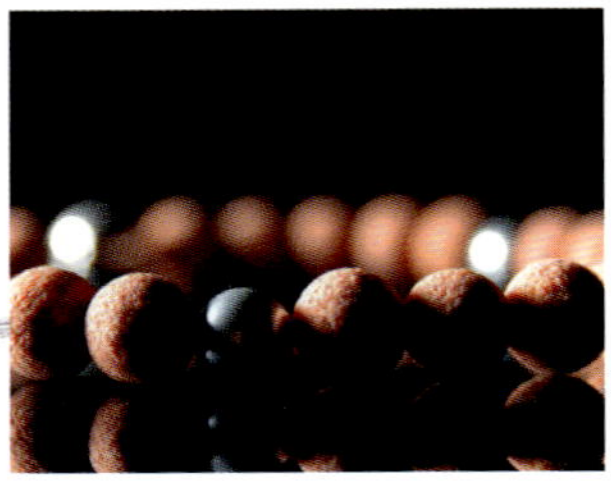

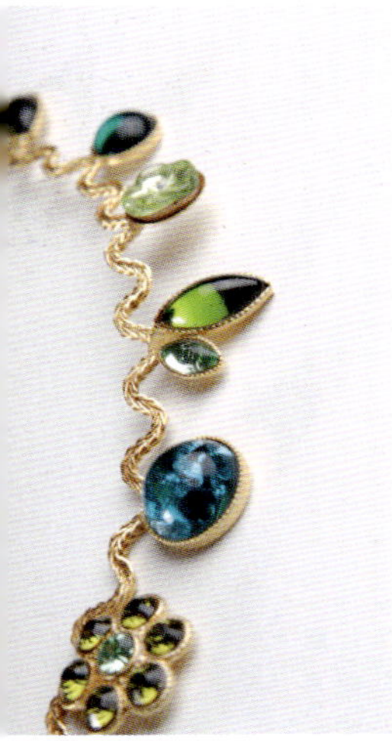

- Greifen Sie Ihre Augenfarbe auf und setzen Sie entsprechende Farbakzente in Ihrem Outfit, z. B.: blaue Augen – blauer Halsschmuck, blaue Tasche, blaues Muster, blaue Schuhe …

NASE

SCHON GEWUSST?

Immer der Nase nach!

Mitten im Gesicht prangt unsere Nase, zum Leidwesen von vielen Frauen, die ihre Nase oft als unschön empfinden. Die steigende Zahl von kosmetischen Nasenoperationen zeigt, wie wichtig die eigene Nase genommen wird, denn immer ist sie Mittelpunkt des Gesichts und wird sofort wahrgenommen.

Nasen wachsen übrigens im Laufe des Lebens: Vor allem die Nasenbreite, die Nasenflügel, aber auch die Nasenspitze und vor allem die Form des Nasenrückens verändert sich. Dazu kommt, dass mit zunehmendem Alter das Unterhaut-Fettgewebe im Gesicht schwindet und dadurch die Nase plastischer hervortritt. Von der kindlichen Stupsnase bis zur ausgeprägten Altersnase ist es allerdings ein langer Weg …

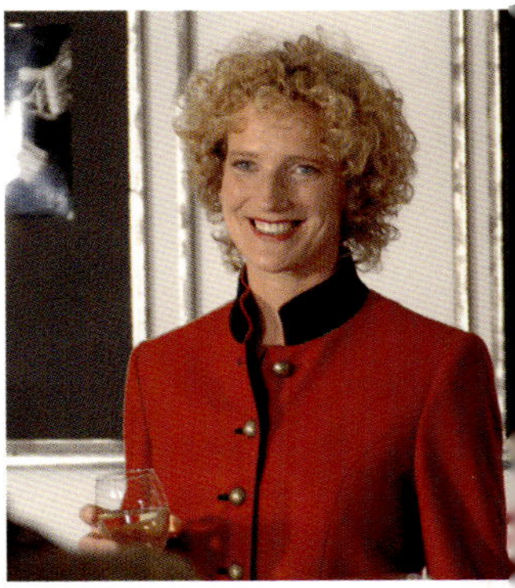

- Sie finden Ihre feine, gerade Nase besonders schön? Dann spiegeln Sie diese Geradlinigkeit mit geraden Nähten, langen, spitzen Blusenkrägen, langen Knopfreihen am Jackett, langen Revers oder geraden Mustern!

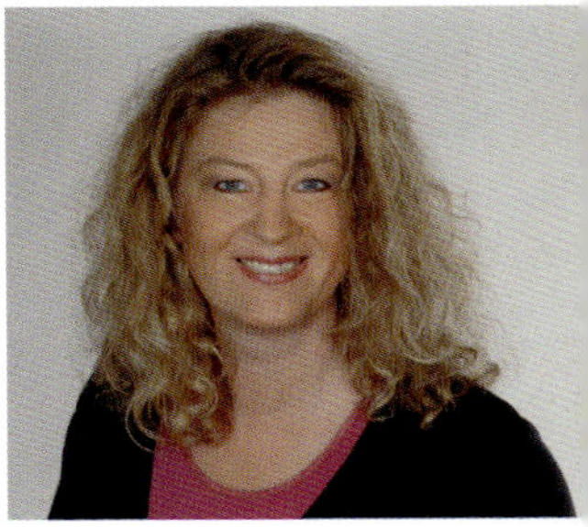

- Man sieht Ihnen buchstäblich schon an der gerundeten Nasenspitze an, dass Ecken und Kanten nicht Ihr Ding sind? Dann erzeugen Sie zusätzliche Harmonie, indem Sie auf gerundete Krägen bei Bluse und Jackett achten oder zu Punkten oder gerundeten Mustern in Ihrer Kleidung greifen!

MUND

SCHON GEWUSST?

Nicht auf den Mund gefallen?
Sprechen, küssen, Informationen austauschen, essen … der Mund ist äußerst vielfältig und wahrscheinlich die am plastischsten modellierte Zone unseres Gesichtes. Dies liegt daran, dass die Ringmuskulatur, die den Mund umgibt, Dutzende von mimischen Morsezeichen an unsere Umwelt sendet. So können wir mit unserem Mund schnell wechselnde Signale setzen, die, mit unseren Gefühlen aufgeladen, dem Gesagten seine wahre Bedeutung verleihen. Je ausgeprägter die Mimik ist, desto schneller kann dechiffriert werden (Männer sind übrigens weniger mimisch tätig als Frauen!). Ein glänzend roter Mund bei lebhafter Mundmimik hat demnach doppelte Signalwirkung. Dies ist, z. B. in beruflichen Zusammenhängen, nicht immer vorteilhaft!

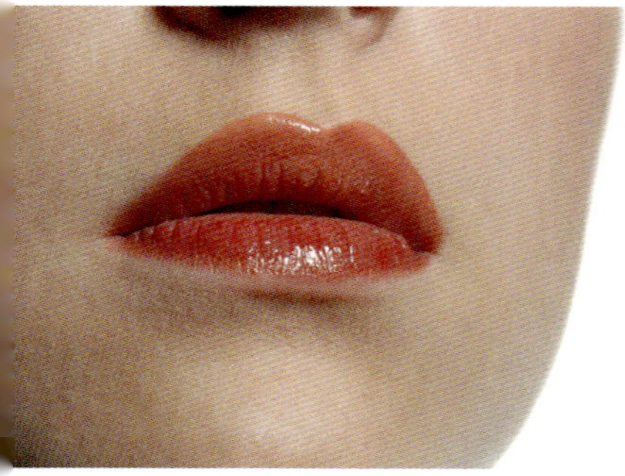

- Ein weicher, üppiger Mund ist der Pluspunkt Ihres Gesichtes? Dann spiegeln Sie dessen Weichheit am besten, indem Sie beim Schminken Ihrer Lippen ohne Konturenstift arbeiten und Ihren Lippenstift in einem glänzenden, weichen Farbton auswählen; ein weicher Wildledergürtel in sanftem Farbton oder ein Lackgürtel wiederholen die Aussage Ihres Mundes.

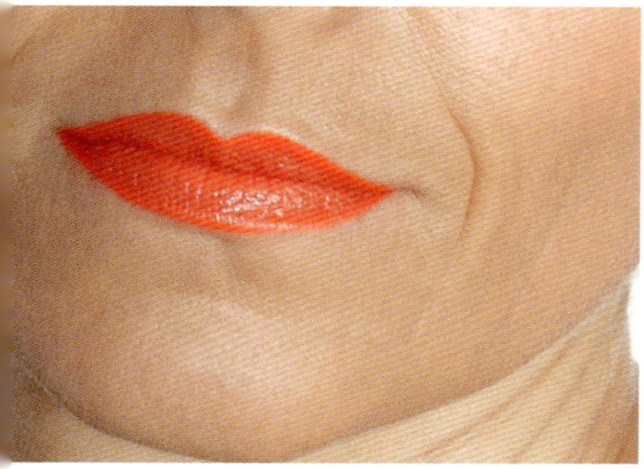

- Ihr Mund ist fein und präzise geschnitten? Zeichnen Sie Ihre Lippenlinien mit einem Konturenstift nach und schminken Sie Ihren Mund in einem klaren Rotton; ein edler, gut geschnittener Ledergürtel greift die Botschaft des Mundes nochmals auf.

KIEFERBOGEN

SCHON GEWUSST?

Lachen reinigt die Zähne! (afrikanisches Sprichwort)
Unser Unterkiefer zeigt anderen, wie wir uns verhalten, wenn Schwierigkeiten auftauchen, welchen »Biss« wir bei der Durchführung von Wünschen, Plänen und Zielen haben. Ganz unbewusst verbinden wir mit dem Träger eines ausgeprägten Kieferbogens einen handlungsstarken, tatkräftigen Menschen, der weiß, was er will und dies auch beharrlich durchsetzt. Dieses nonverbale Signal können Sie für sich nutzen, wenn Sie bei Mustern, Krägen oder Ausschnitten auf eckige Formen achten!

- Ihr Kieferbogen wirkt eher eckig? Dann spiegeln Sie gekonnt mit eckigen Ausschnittsformen, geometrischen Schmuckformen (Halsketten, Ohrringe) und/oder einem geometrischen Muster in Ihrer Oberbekleidung. Hilfreich in Meetings, Gehaltsverhandlungen oder im Kontakt mit dominanten Zeitgenossen, wenn Sie Durchsetzungsfreude signalisieren wollen!

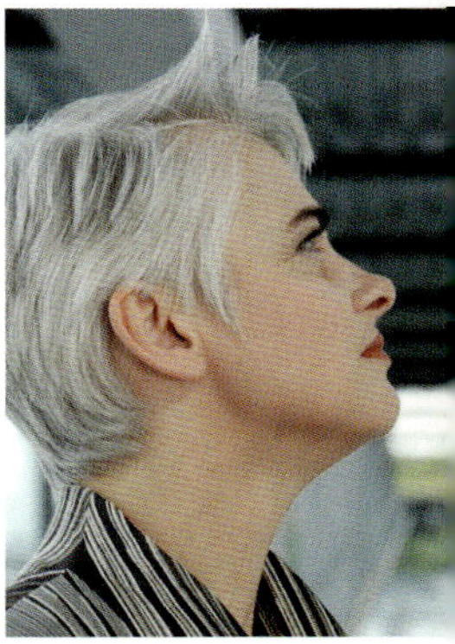

- Runde Ausschnittsformen, geschwungene Muster oder runde Schmuckformen in Zusammenhang mit einem weicheren, gerundeten Kinn-Kieferbogen signalisieren Nachgiebigkeit und flexible Interessenswahrnehmung. Ein schönes Stilmittel vor allem dann, wenn Sie Ihrem Gegenüber verbindlich entgegenkommen möchten!

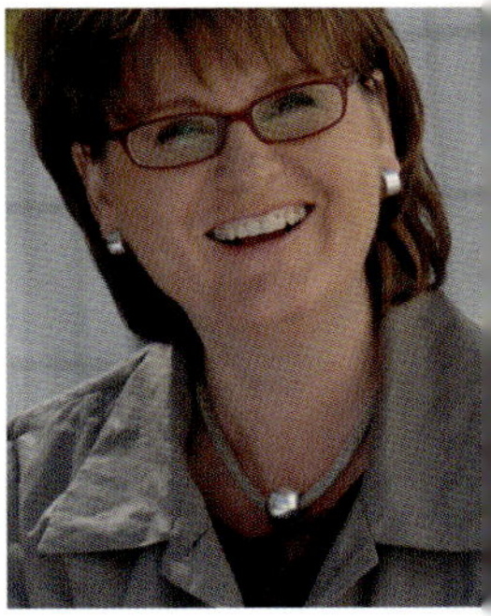

HAARE

SCHON GEWUSST?

Stirnfrei oder Pony?

Wenn Sie Ihre Haare stirnfrei tragen, dann kommen Sie bei anderen ausgesprochen offen und kontaktfreudig an. Sie werden ganz unbewusst als ehrlich, aufgeschlossen und direkt eingeschätzt – die Redewendung »jemandem die Stirn bieten« fasst es in Worte! Männer tragen übrigens ihre Frisur meistens stirnfrei und setzen somit ein grundsätzlich konfliktfreudigeres Signal als Frauen!

Gehören Sie zum »Ponyclub«? Dann vermitteln Sie nonverbal, dass Feingefühl und Diplomatie zu Ihren Stärken zählen und es Ihnen wichtig ist, Konflikte eher »umweltverträglich« zu lösen. Auch beim Knüpfen neuer Kontakte gehen Sie lieber sensibel vor und mögen es nicht, mit der Tür ins Haus zu fallen.

Mit Ihrem Haar haben Sie viele Möglichkeiten, um ganz subtil dessen Pluspunkte im Outfit wieder aufzugreifen:

Spiegeln Sie …

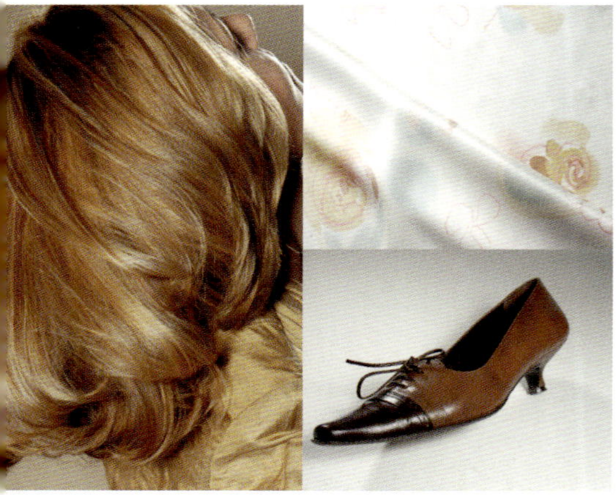

… glänzende Haare mit glänzendem Stoff oder Lack-Details bei Schuhen oder Gürtel.

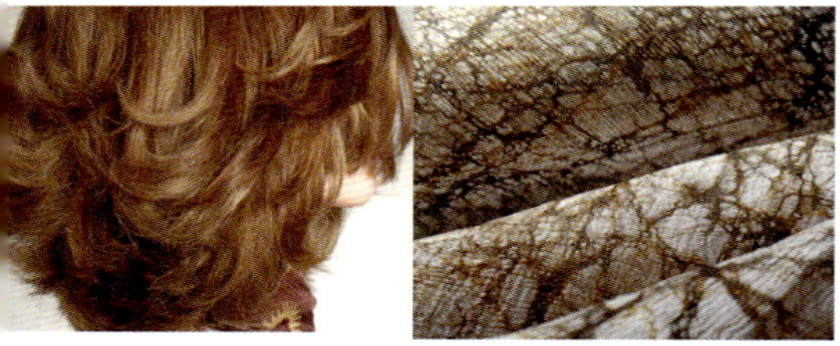

… wellige Haare mit geschwungenen Stoffmustern.

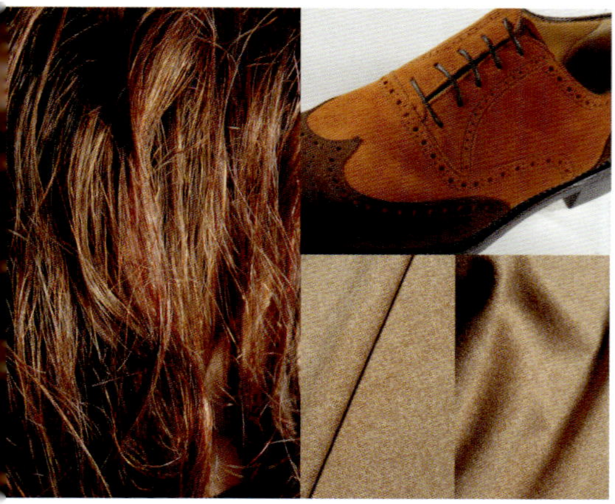

… kräftige Haare mit rustikalerem Stoff, Stoffen mit Relief oder sportlichen Schuhen.

… feine Haare mit feineren, glatten Stoffen oder »Stadtschühchen«.

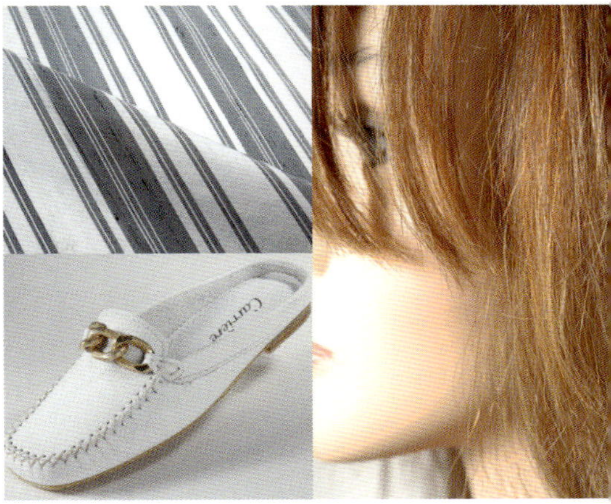

… glatte Haare, die exakt geschnitten sind, mit einem geradlinigen Muster oder Schuhen mit Längsnähten.

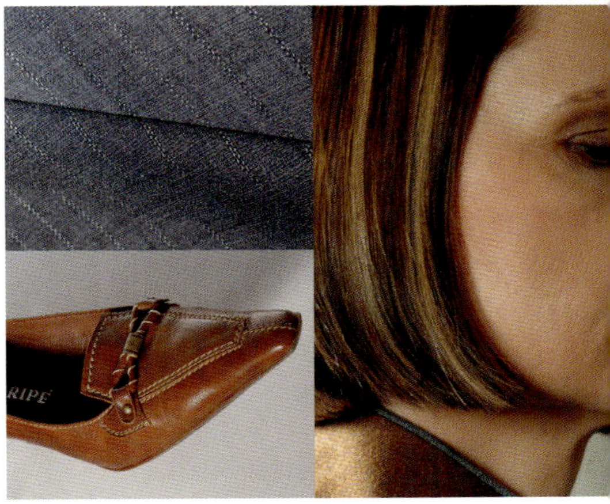

HAUT

- Sie haben eine kräftige Hautstruktur? Ihre Hautfärbung wirkt kräftig, so wie Sonnenlicht? Dann versuchen Sie es mit einem rustikaleren, blickdichten Stoff in kräftigen Farbtönen und deutlich erkennbarem Muster (z. B. gedrucktes Dessin)! Damit erzeugen Sie ohne Worte einen hohen Wiedererkennungswert!

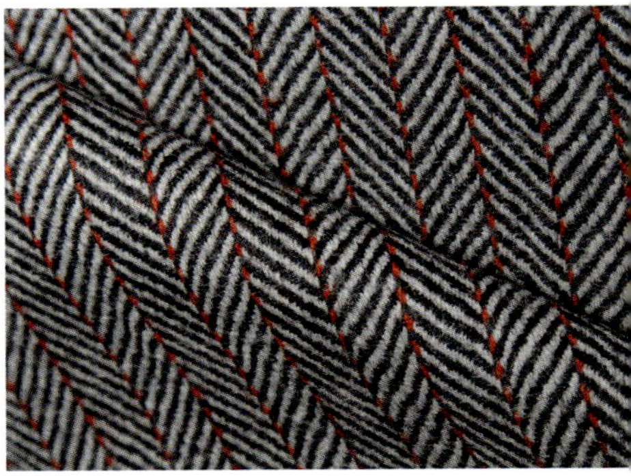

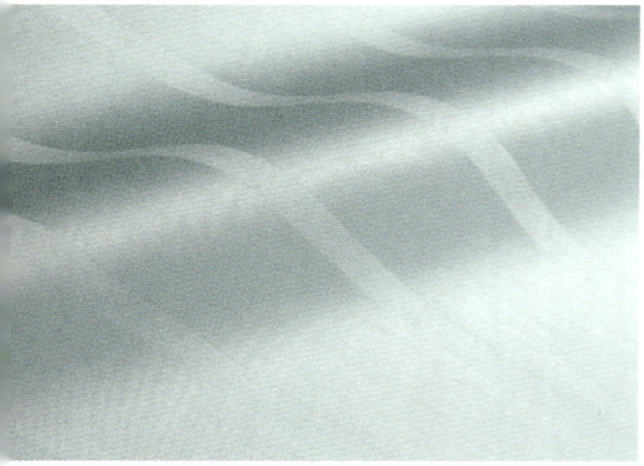

- Ihre Hautstruktur wirkt feiner? Ihre Hauttönung ist »milchiger«, so wie Mondlicht? Greifen Sie zu feinerem, etwas durchlässigerem Stoff in pastelligen oder hell gedämpften Farben und mit subtilerem Muster wie z. B. Jaquard. Damit spiegeln Sie nonverbal Ihre Hautqualität!

GESICHTSFORM

Rund, eckig, gerade, spitz, asymmetrisch? Welche Form hat Ihr Gesicht? Setzen Sie einen interessanten Akzent und betonen Sie Ihre Gesichtsform mit …

… Ausschnittsformen bei Shirts und Pullis

… Blusen-/Mantel-/Jackenkrägen

… Handtaschen, Aktentaschen

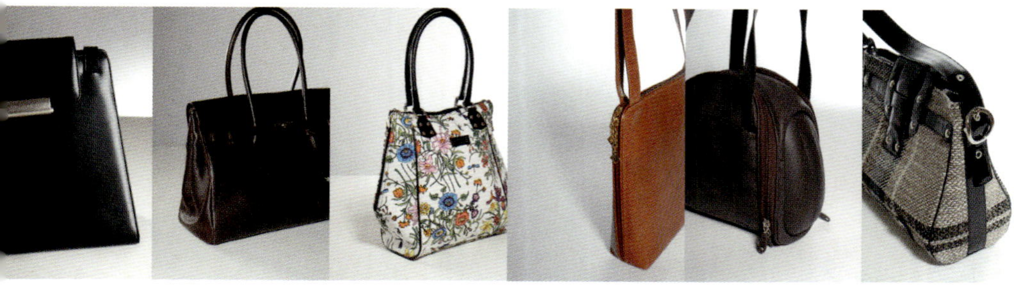

... Ketten und Anhängern, Ohrringen

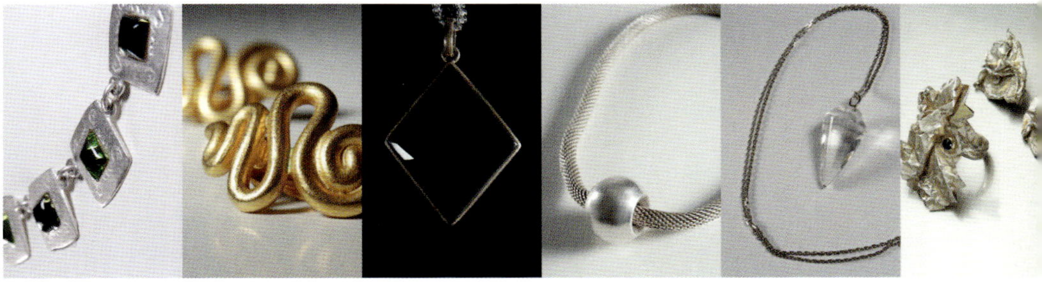

... Schuhformen

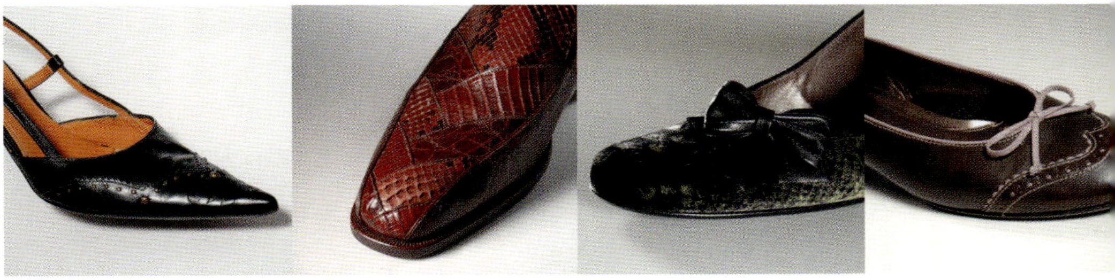

... Gürtelschließen

... Brillengestellen

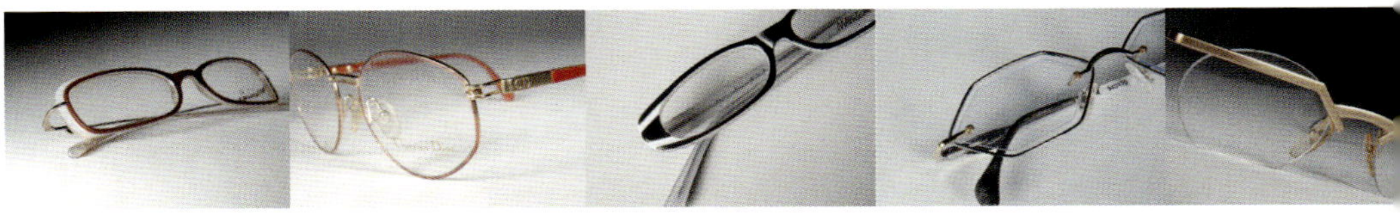

... Mustern, Brusttaschen und Applikationen

... Knöpfen

GESICHTSFLÄCHE ODER KOPFGRÖSSE

- Sie haben ein flächiges Gesicht oder einen großen Kopf mit prägnanten Gesichtskonturen? Dann spiegeln Sie mit großformatigeren Mustern!

- Sie haben eher wenig Gesichtsfläche oder einen kleineren Kopf mit feineren Gesichtskonturen? Dies wiederholen Sie mit kleinformatigeren Mustern wirkungsvoll!

GESICHTSZÜGE

- Ihr Pluspunkt sind regelmäßige, harmonische Gesichtszüge? Mit regelmäßigen Mustern und harmonischen Details in Ihrem Outfit betonen Sie dies effektvoll!

OBERFLÄCHE UND TIEFE DES GESICHTES

- Je tiefer Gesichter, umso dreidimensionaler ihre Wirkung. Gesichter mit geringeren Vertiefungen dagegen wirken weniger dreidimensional.

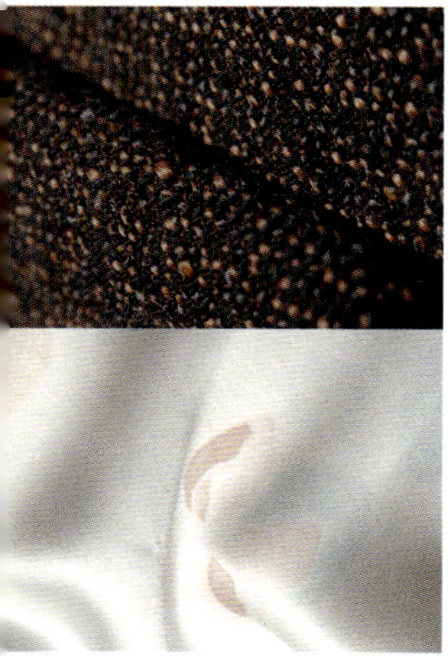

Spiegeln Sie …

… mit mehr Stofftiefe (Relief), wenn Sie ein tiefes Gesicht haben.

… mit glatteren Stoffen, wenn Sie ein weniger plastisches Gesicht haben.

GESICHTSSILHOUETTE

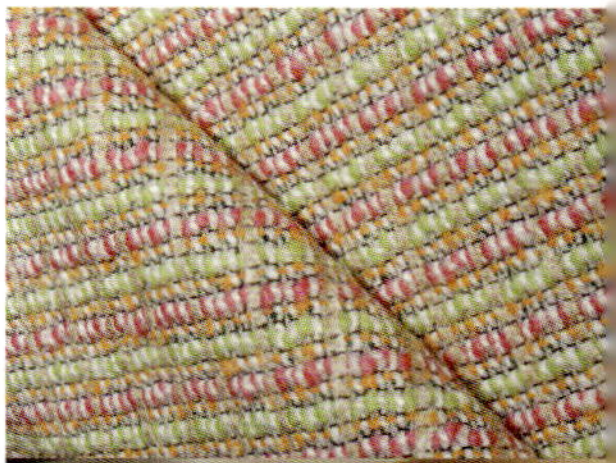

- Präzise, klar umrissene Gesichtskonturen betonen Sie eindrucksvoll mit präzisen, klaren Mustern.

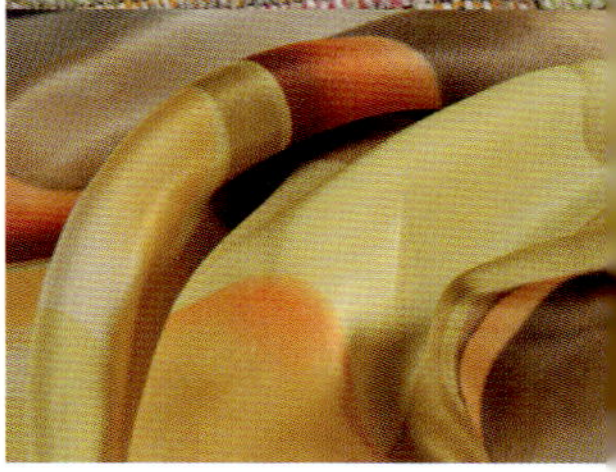

- Weiche Gesichtskonturen kommen mit »verschwommenen« Mustern bestens zur Geltung.

GESICHTSSPANNUNG – KONTRASTE IM GESICHT

- Deutliche Kontraste einer Gesichtspartie (z. B. markante Augen mit ungewöhnlichen Augenbrauen) oder starke Hell-Dunkel-Kontraste (so, wie Sie es sich etwa bei Schneewittchen vorstellen) wirken mit Hell-Dunkel-Kontrasten im Outfit (z. B. verschiedene unifarbene Kleidungsstücke, die Sie miteinander kombinieren, oder kontrastreiche Muster) und geben Ihnen einen starken Ausdruck!

- Straffe Gesichtszüge wiederholen Sie mit eher steifen Stoffen.

- Weiche Gesichtszüge spiegeln Sie gekonnt mit griffigen oder weichen Stoffen.

HÄNDE

SCHON GEWUSST?

Hände sprechen Bände! Eine Frau mit gepflegten Händen ist »besser im Bett« – davon ist jeder zehnte Mann in Deutschland[5] überzeugt. Die Hände einer Frau sagen Männern wesentlich mehr, als Frauen zunächst glauben. Demzufolge ziehen Männer nach einem Blick auf feminine Hände gern Rückschlüsse auf die Persönlichkeit, den beruflichen Erfolg oder das Alter des Gegenübers. In jedem Fall: Gepflegte Hände und Nägel und Schmuck unterstützen Sie positiv, wenn Sie gerne »mit den Händen sprechen«!

- Ihre Handform und/oder Ihr Nagelbett sind eher eckig? Harmonie erreichen Sie mit eckig gefeilten Nägeln und eckigen Ringfassungen, Uhrenformen oder geometrischem Armschmuck.

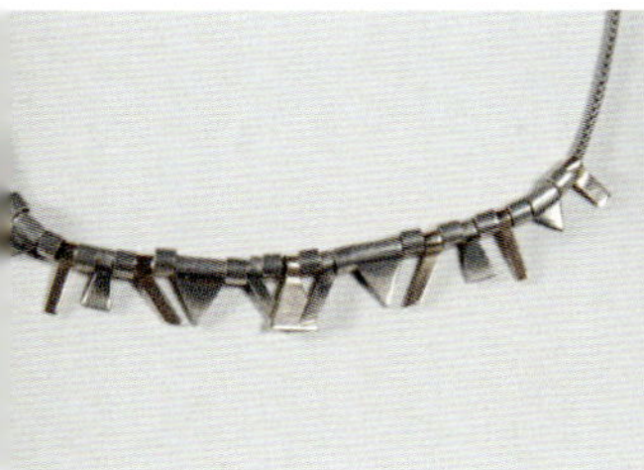
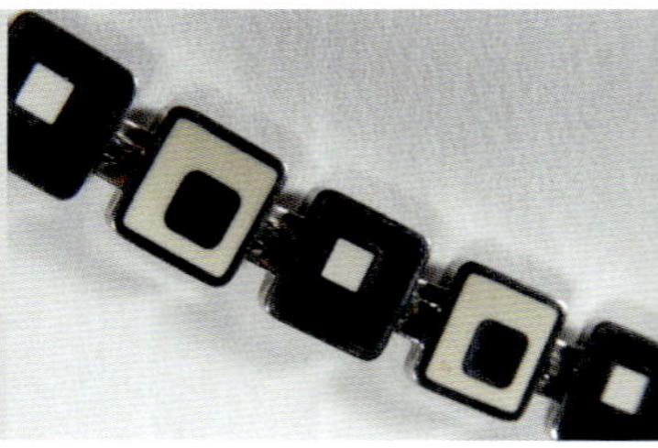
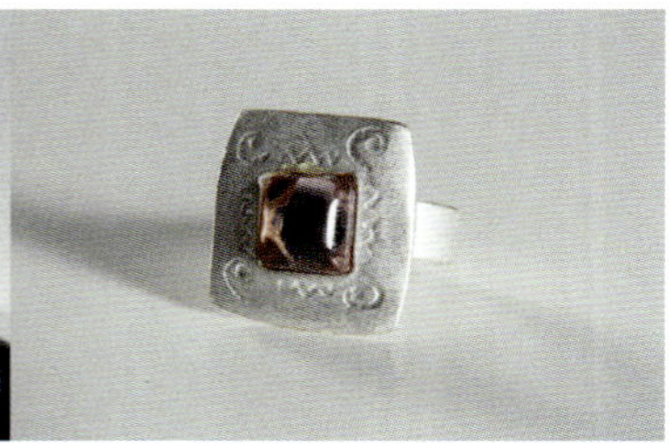

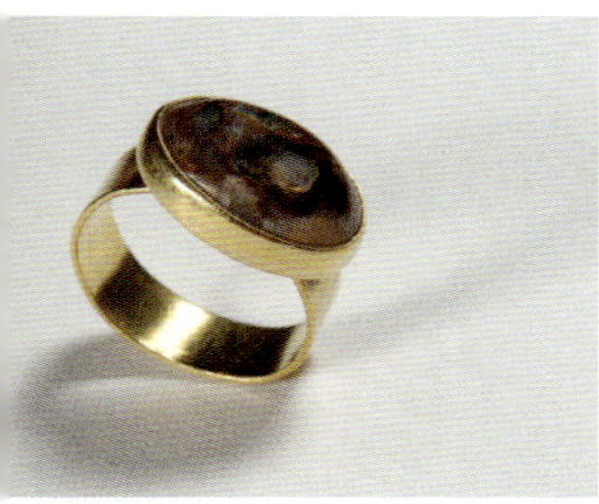

- Ihre Handform und/oder Ihr Nagelbett wirken eher oval? Mit oval gefeilten Nägeln und ovalen Ringfassungen, runden Uhrenformen oder geschwungenem Armschmuck zeigen Sie Ihre Grundformen wieder!

- Sie haben schmale, fragile Handgelenke und/oder Finger? Mit feingliedrigem Armschmuck und fein ziselierten Uhren wird Ihr Pluspunkt wirkungsvoll wieder aufgegriffen!

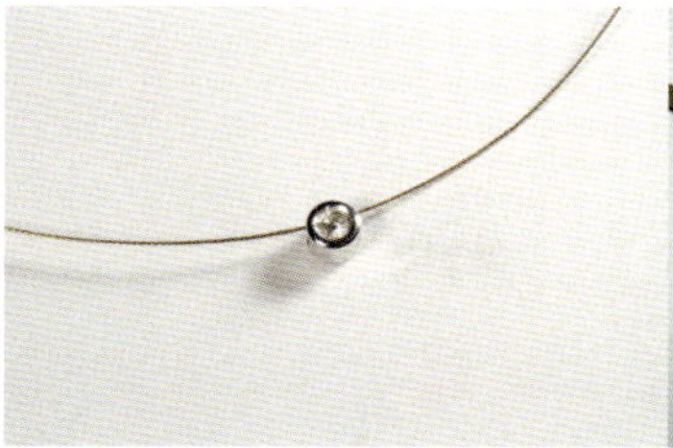
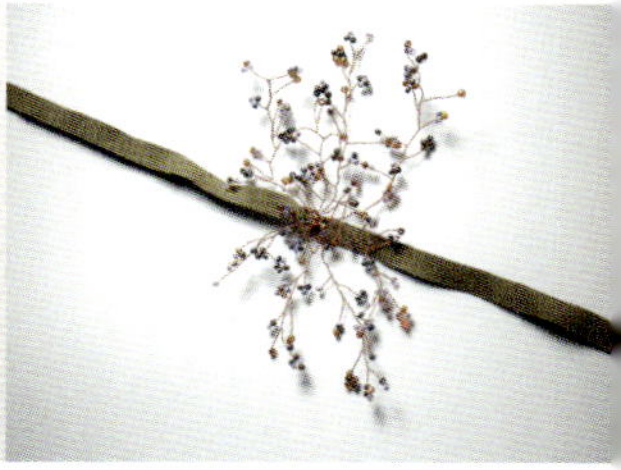

- Ihre Handgelenke und/oder Ihre Finger wirken stabil und kräftig? Mit kräftig verarbeitetem Armschmuck und ebensolchen Uhren gewinnen Sie an Ausdruck, besonders wenn Sie gestikulieren!

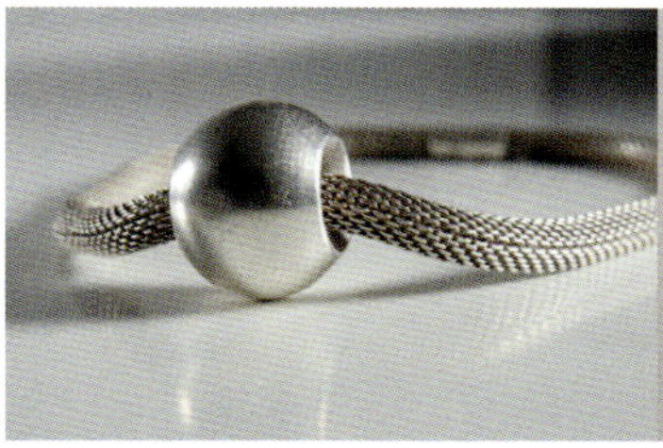
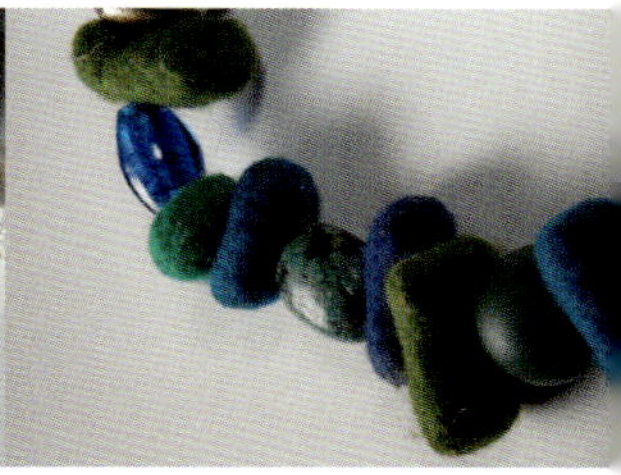

GUTE TAGE – SCHLECHTE TAGE

SCHON GEWUSST?

Kopf hoch – Brust und Schultern raus! Schultern zeigen an, wie belastbar Sie sind, wie viel Sie buchstäblich im Leben schultern können, aber auch, wie es um Ihre aktuelle Gemütsverfassung steht. In diesem Zusammenhang gewinnt auch die Redewendung »den Kopf hängen lassen« an Bedeutung. Denn wer mit gesenktem Haupt durch die Welt zieht, lässt automatisch auch die Schultern fallen und wirkt damit auf andere verstimmt, frustriert oder undynamisch. Also: Kopf hoch – denn damit signalisieren Sie, dass Sie das Leben auf die leichte Schulter nehmen!

- Es geht Ihnen blendend? Ihre gute Laune ist Ihnen heute buchstäblich ins Gesicht geschrieben? Dann wählen Sie Schmuck, Schals, Gürtel, Knöpfe glänzender als üblich!

- »Heute möchte ich nicht gesehen werden!«: Solche Tage fangen Sie am besten auf, wenn Sie Schmuck, Make-up und Oberteile matter als üblich wählen.

Kontrast aufbauen: Ihre Möglichkeiten

»Von meinem Vater habe ich eine dominante Hakennase geerbt. Gibt es Stilmittel, die davon ein wenig ablenken?«

- Wählen Sie runde Ausschnitte und vermeiden Sie im Schmuck-, Schuh- und Musterbereich spitze, eckige Formen. So entsteht ein ausgewogener Look.

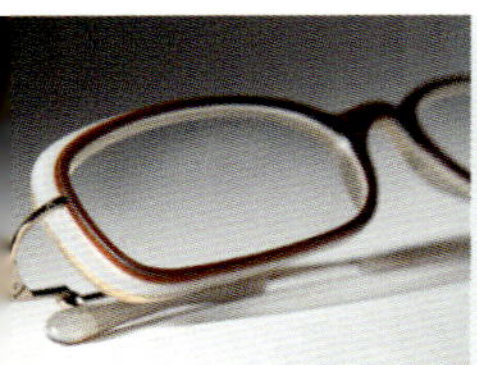
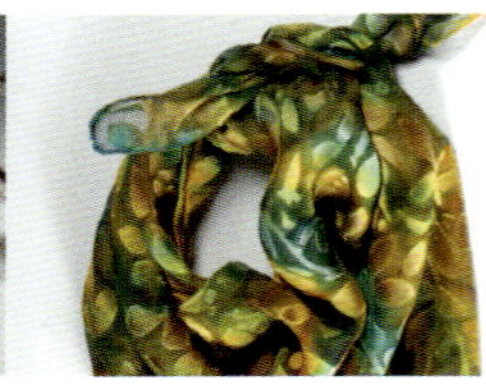
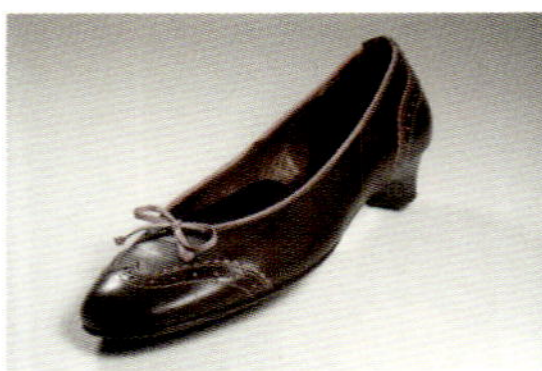
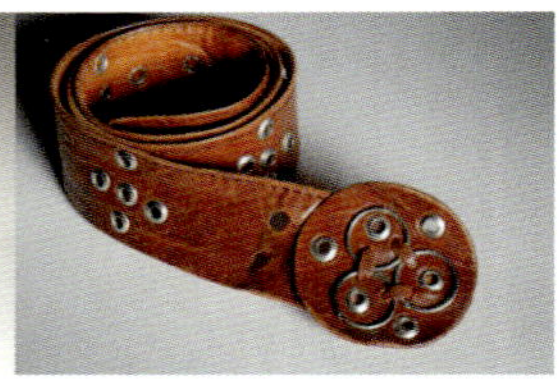

»Ich habe ein volles, rundes Gesicht und zähle mich auch sonst eher zum fülligeren Typ. Das ist für mich völlig okay – aber ich suche nach einem Gegengewicht in meinem Outfit, das mich in Balance bringt.«

- Greifen Sie zu allem, was »mehr Kante« anbietet, z. B. zu eckigen Ausschnitten und geometrischen Mustern. Auch bei Schmuck und Brille empfehlen wir Ihnen, runde Formen zu vermeiden, da diese Sie schwerer wirken lassen.

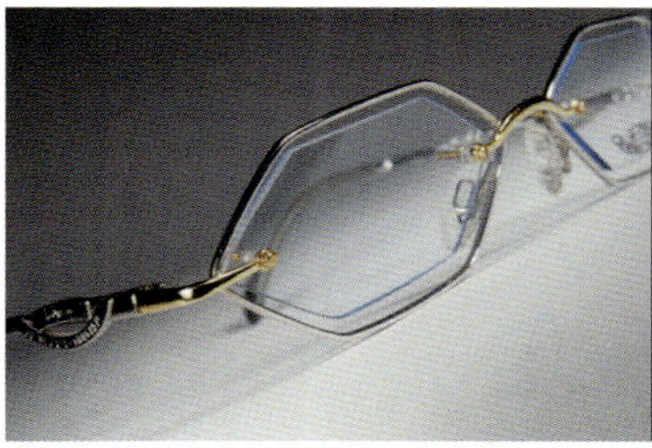

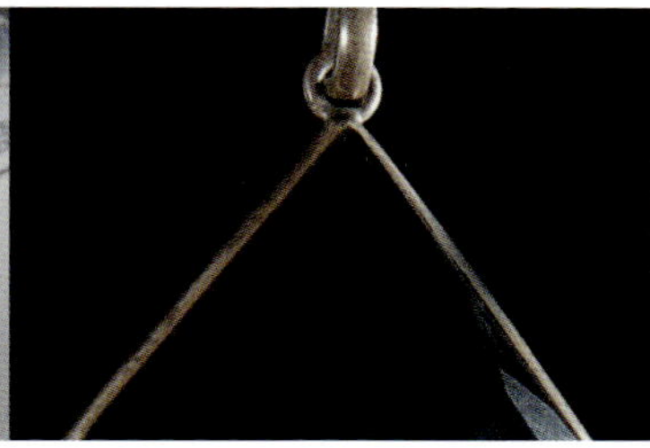

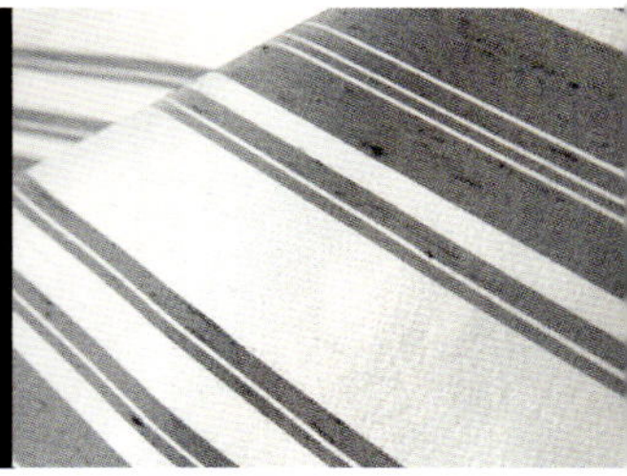

SCHON GEWUSST?

Hüftgold hält gesund!

Eine üppige Rundung der Hüfte ist nicht nur ästhetisch, sondern auch äußerst gesund. Wissenschaftler haben festgestellt, dass kurvige oder breithüftige Frauen länger leben und bestens gegen Herzerkrankungen geschützt sind: Das Fett, das in den Hüften eingelagert ist, enthält einen natürlichen, entzündungshemmenden Stoff, der sich positiv auf die Arterien auswirkt, weil er das Anschwellen und Blockieren der Adern verhindern kann.[6] Die meisten Männer finden runde Hüften außerdem schön, denn sie sind biologisch darauf programmiert, eine Partnerin zu suchen, die die Nachkommenschaft sichern kann. Ein Signal dafür ist nach Erkenntnissen der Evolutionsbiologie ein breites (gebärfreudiges) Becken. Übrigens: Mit einem breiten, auffallenden oder bunten Gürtel akzentuieren Sie nonverbal exakt diesen Bereich!

»Wenn ich in meinen Kleiderschrank schaue, dann gähnt mich ziemlich viel Langweiliges und Einfallsloses an. Dabei habe ich die meisten Stücke ganz bewusst ausgesucht und zwar mit dem Gedanken, dass sie lange tragbar und zeitlos sein sollen. Leider wirken sie auch so an mir.«

- Sehen Sie sich die Muster, Ausschnittsformen und Krägen Ihrer Kleidungsstücke an – und greifen Sie bei Schmuck, Handtaschen, Schuhformen, Gürtelschließen oder Ihrer Brille bewusst zur Gegenform. So bauen Sie interessante Kontraste auf und Ihre Outfits wirken ohne großen Aufwand spannender.

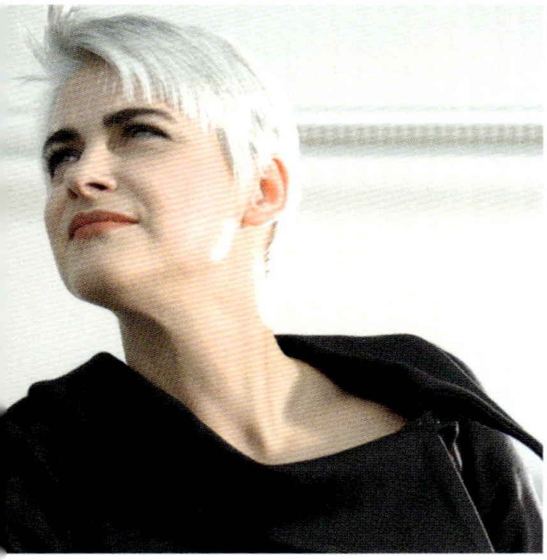

»Mein Gesicht ist deutlich linksschief. Wie gelingt es mir dennoch, symmetrischer zu wirken?«

- Setzen Sie Gegengewichte auf der rechten Seite: Tragen Sie den Scheitel rechts, ebenso wie den längeren Ohrring, die interessante Brosche oder die farbige Handtasche und greifen Sie zu rechts asymmetrischen Krägen.

»Ich habe anstrengende Jahre hinter mir, in denen ich nur funktioniert und sehr viel gearbeitet habe. Das sieht man mir auch an, denn ich bin viel kantiger geworden. Jetzt soll wieder mehr Weichheit in mein Leben einziehen.«

- Wenn Sie mehr Weichheit in Ihr Leben bringen wollen, dann beginnen Sie damit: Weg mit allen eckigen, spitzen oder kantigen Formen! Verbannen Sie spitze Schuhformen, eckige Ausschnitte, geometrische Muster, Blusen, die wie Männerhemden wirken, eckige Handtaschenformen und spitze Blusenkrägen bzw. Revers. Greifen Sie zu gerundeten Mustern, runden Knöpfen und allem, was Ihnen farblich mehr Leichtigkeit gibt!

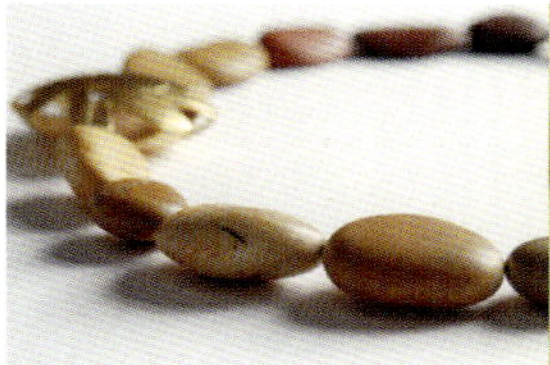
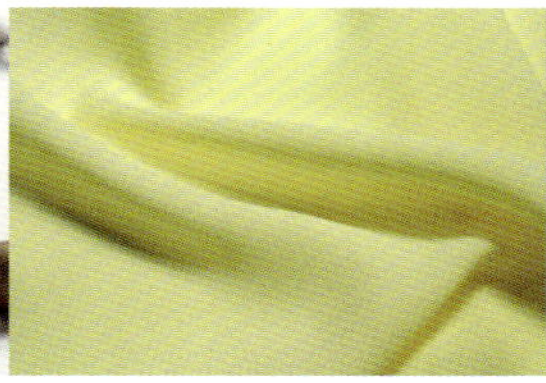
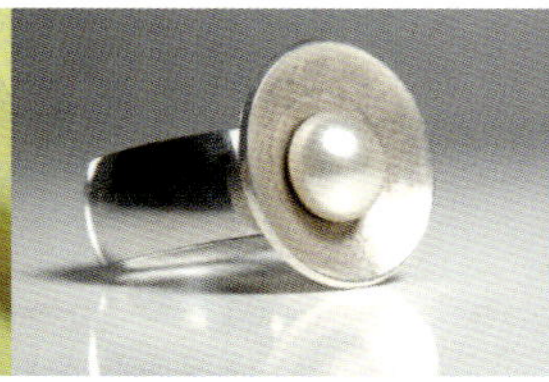
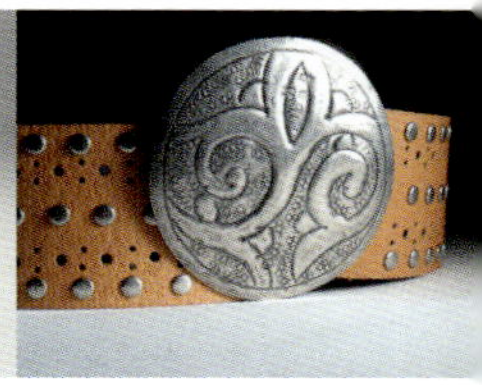

SCHON GEWUSST?

Mittelscheitel? Links- oder Rechtsträgerin?

Schon bei den Germanen war man überzeugt davon, dass im menschlichen Energiesystem die linke Körperhälfte weiblich, die rechte dagegen männlich ist. Vermutlich deshalb legte man männlichen Verstorbenen Grabbeigaben auf die rechte Seite, weiblichen Verstorbenen auf die linke Seite. Viele Kulturen bis in unsere Zeit folgen diesem Denkansatz. Auch in der Traditionellen Chinesischen Medizin stellt die linke Körperhälfte die weibliche Energie, die rechte hingegen die männliche dar.

Ihr Scheitel setzt in diesem Zusammenhang ein interessantes Signal: Wenn Sie Ihre Frisur mit einem Linksscheitel akzentuieren, dann betonen Sie Ihre Weiblichkeit und vermitteln nonverbal Qualitäten wie Intuition, Spontaneität oder Verbindlichkeit. Wenn Sie Ihr Haar bevorzugt rechts gescheitelt tragen, dann unterstreichen Sie damit typisch männliche Vorzüge und wirken dynamisch, aktiv oder verstandesbetont. Ein Mittelscheitel zeigt an, dass Sie die Balance aus männlichen und weiblichen Anteilen suchen. Damit erscheinen Sie gemäßigt, harmonisch und ausgewogen.

SCHON GEWUSST?

Wangenknochen: Jetzt ist Schluss mit lustig!
Wir ziehen Grenzen, grenzen uns ab, signalisieren Opposition und Widerstand. Die Kriegsbemalung von Naturvölkern auf den Wangenknochen macht deutlich: »Jetzt ist Schluss mit lustig, komm' mir nicht zu nahe!« Diese imitiert übrigens die Drohmimik von Raubkatzen! Bitte bedenken Sie, dass Sie mit dem Auftragen eines kräftigen Rougetons ganz ähnliche Signale aussenden. Wer es verbindlicher oder »friedlicher« wünscht, sollte besser helle, zarte Rougetöne wählen!

Weitere Möglichkeiten, wie Sie ganz gezielt Spannung und Kontrast in Ihrem Outfit entstehen lassen können:

- Sie haben grüne Augen? Dann kontern Sie ganz gezielt mit einer Dosis Orange, der Komplementärfarbe, und setzen Sie diese (am besten in Gesichtsnähe) in Form einer Kette, eines Tuches oder eines Lippenstiftes ein!

- Sie haben braune Augen? Ein zartes Himmelblau als Komplementärfarbe eignet sich wunderbar, um einen feinen Spannungsbogen aufzubauen: Bauen Sie einen schönen irisierend-blauen Lidschattenton in Ihr Augen-Make-up ein und ergänzen Sie es z. B. mit einem Aquamarin als Schmuckstein (Ohrringe, Anhänger oder Brosche).

- Das Gesamtoutfit wirkt zu harmonisch, weil Sie von Kopf bis Fuß in warmgrundigen oder kühlen Farbtönen gekleidet sind? Versuchen Sie, mit einem interessanten Schmuckstück in ausreichender Größe zu kontern und tragen Sie z. B. eine Silberkette zu warmgrundiger Kleidung, eine Brosche in warmgrundigem Holz zum schwarzen Pulli usw.

Farbgefühl – Vier Möglichkeiten, wie Sie Farben für sich sprechen lassen können

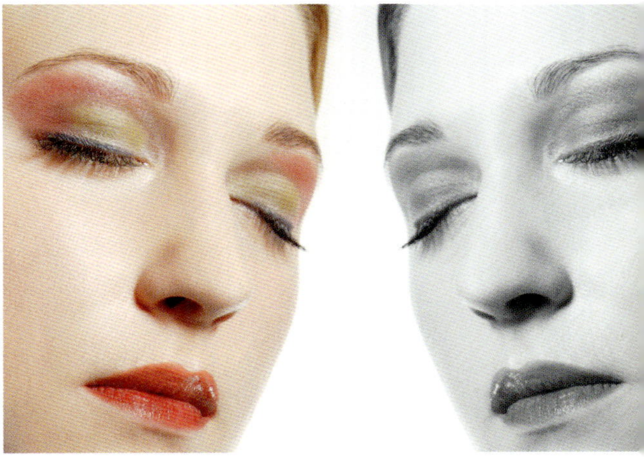

Gehören Sie zu den Anhängerinnen der »schwarzen Fraktion«? Tragen Sie gerne Schwarz, weil Sie damit nichts falsch machen können? Auf der anderen Seite, so wenden wir ein: Farben sind immer auch Signale, mit denen wir nach außen kommunizieren – wer und wie wir sind, in welcher Stimmung wir uns gerade befinden oder für welchen Anlass wir uns gekleidet haben. Schwarz als exklusives Kommunikations-Allroundrezept für Ihre Kleidung halten wir schlicht und ergreifend für zu wenig. Sicher wird es Ihnen in Ihrer Vielfältigkeit nicht gerecht!

»Was nützen mir die Farben, wenn ich nicht weiß, was ich malen soll«, so hat es Michel Montaigne formuliert. Was nützen uns folglich die Farben, die wir mit unserer Kleidung zeigen könnten, wenn wir nicht wissen, welches Bild von uns damit entstehen soll? Sie haben bisher noch nicht die Farben gefunden, die zu Ihnen und Ihrem Ausdruck passen? In diesem Kapitel laden wir Sie dazu ein, es richtig bunt zu treiben. Die folgenden Seiten, die wir für Sie zusammengestellt haben, bringen Licht und Farbe ins Dunkel! Sie entdecken, was Sie mit Ihren Kleidungsfarben ausdrücken und welche Farbqualitäten Sie geschickt für unterschiedliche Anlässe nutzen können. Wir haben eine »Farb-Aura« für Sie vorbereitet und möchten Sie außerdem dazu inspirieren, in Ihrem Kleiderschrank so richtig »Stimmung zu machen«!

Sie entscheiden natürlich selbst, ob unsere Impulse für Sie und Ihren Kleiderschrank geeignet sind oder ob Sie zu der Frage »Steht mir diese Farbe?« professionelle Unterstützung einholen möchten. Bitte beachten Sie: Ziel dieses Buches ist es nicht, herauszufinden, ob Sie ein *Frühlings-, Sommer-, Herbst- oder Wintertyp* sind. Nur eine persönliche Analyse bei einer kompetenten Farbberaterin bringt Sie in diesem Punkt weiter!

Jeder wirkt, die Frage ist nur, wie!

Die Signalsprache von Farben, die überall auf der Welt und in allen Kulturen ohne Worte verstanden wird, ist uns teilweise angeboren. Aber sie ist auch Teil unserer Erfahrungen, die wir mit Farben und deren Trägern gemacht haben.

»Meine beste Freundin aus Jugendjahren hat sehr gerne Pink getragen. Sie hat mir am Ende meinen ersten Freund ausgespannt, eine Welt ist für mich zusammengebrochen. Seither bin ich sehr vorsichtig, wenn ich Frauen in Pink begegne!« (Carolin)

Wie wir eine Person einordnen und damit bewerten ist immer individuell, aber Fakt ist, jeder kommt auf eine bestimmte Weise mit seinen Garderobenfarben bei seinen Mitmenschen an, ob er will oder nicht. Bitte beachten Sie: Der Effekt, den Sie mit Farben erzielen möchten, hat nichts zu tun mit den Farben, die Ihnen am besten stehen!

Farbdimmer

»Es gibt eine Stille des Herbstes, bis in die Farben hinein.«
Hugo von Hofmannsthal

So, wie der Herbst eine bestimmte Qualität an Licht und Farben hervorbringt, so kommen auch Sie an: Mit dem Farbbild, das Sie über Ihren Außenauftritt sichtbar werden lassen.
In diesem Kapitel geht es nicht um einzelne Farben (wie z. B. Rot, Blau oder Gelb in verschiedenen Nuancen), sondern um *Farbqualitäten*. Stellen Sie sich bitte vor, Sie seien eine Lampe mit kreativem Dimmer: Welche Helligkeit möchten Sie verbreiten? Welche Art von Licht wollen Sie ausstrahlen?

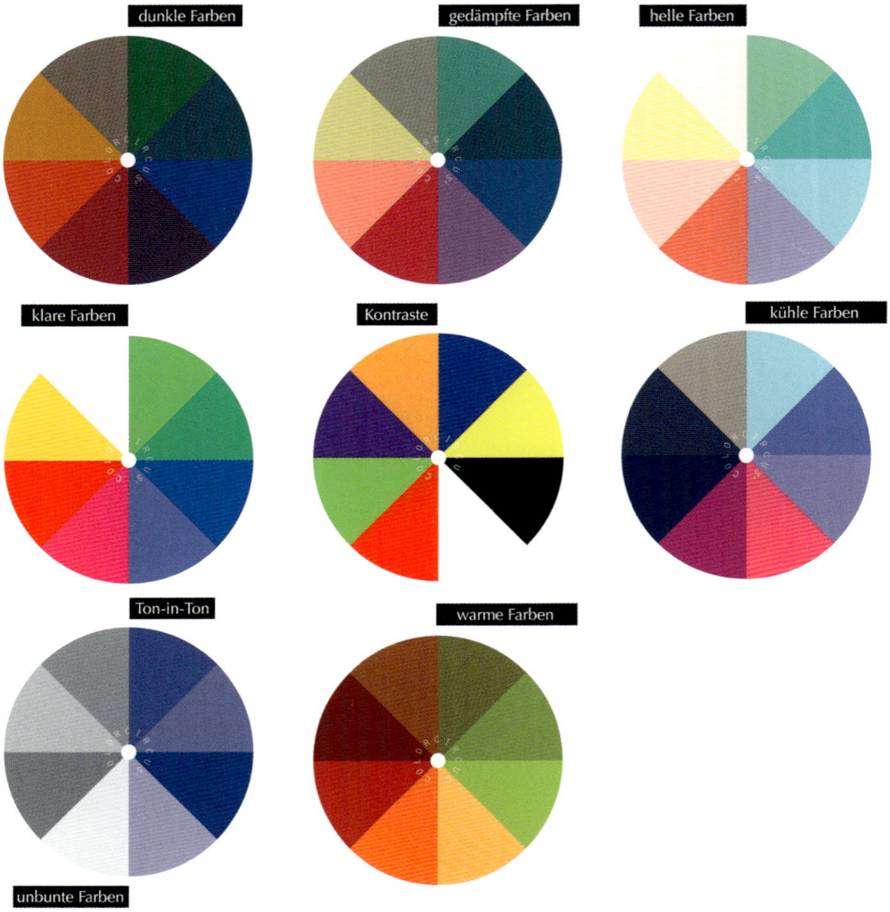

Mit der nachfolgenden Checkliste entscheiden Sie, welche Strahlkraft Sie in Zukunft einsetzen können, damit die von Ihnen ausgesuchte Lichtwirkung mit Ihrer Kleidung entsteht: Drehen Sie Ihren Dimmer weit auf, dann wirken Ihre Garderobenfarben hell, klar oder bunt; drehen Sie diesen zurück, dann entsteht ein gedämpftes, dunkleres oder unbunteres Bild.

Aus den nachfolgenden neun Gruppen von A bis I suchen Sie sich eine aus, deren drei Stichworte zu der Ganzkörperwirkung passen, die Sie erzielen möchten. Die unbunten Farben haben wir der Vollständigkeit halber mit einbezogen, obwohl diese keine Farben im eigentlichen Sinn sind.

Ihre farbliche Gesamtkomposition: Wie wollen Sie ankommen?

A ❑ extrovertiert, eindeutig oder lebhaft

B ❑ unaufdringlich, ruhig oder freundlich

C ❑ leicht, aufgeschlossen oder jugendlich

D ❑ elegant, solide oder souverän

E ❑ quicklebendig, kreativ oder schwungvoll

F ❑ moderat, zurückhaltend oder subtil

G ❑ reserviert, sachlich oder unsentimental

H ❑ distanziert, entspannt oder sachlich

I ❑ herzlich, entgegenkommend oder ansprechbar

Die Eigenschaften, die Sie sich ausgesucht haben, »übersetzen« wir jetzt in die dazu passenden Farbqualitäten. Mit den im Anschluss aufgeführten neun Möglichkeiten zeigen wir Ihnen, wie Sie mit Ihrer Kleidung eine effektvolle Gesamtkomposition erzielen und für welche Situationen sich diese eignet. Sie lesen außerdem, welchen Eindruck Sie ohne große Worte damit hinterlassen, wenn Sie diese hauptsächlich, d. h. als Basisfarbe, mit Ihrer Kleidung präsentieren. Der vorangestellte Buchstabe zeigt Ihnen, für welche »Farbmelodie« Sie sich entschieden haben.

A »Vor Publikum laufe ich zur Höchstform auf und habe überhaupt kein Problem damit, mich zu präsentieren. Deshalb werde ich beruflich und privat auch öfters gefragt, ob ich durchs Programm führen oder eine Rede halten könnte. Mache ich in den »Knallfarben«, die man neuerdings an Politikerinnen sieht, bei diesen Gelegenheiten auch eine gute Figur?« (Katrin)

Sie wünschen sich eine extrovertierte, eindeutige oder lebhafte Wirkung? Egal ob Politik, Bühne oder Meeting: Halten Sie sich an klare Farbtöne. Darunter versteht man (helle oder dunklere) Farbtöne, die keine Interpretation brauchen und von jedem auf Anhieb gedeutet werden können, z. B. die Primärfarben Rot, Gelb und Blau.

Sie stehen für Extrovertiertheit und alles, was der Welt und den Menschen zugewandt ist. Klare Farbtöne, richtig eingesetzt, eignen sich für Privat- und Berufsleben gleichermaßen – doch es gilt: Die Dosis macht's! (Auch Schwarz, Weiß, Marine und Anthrazit zählen zu den klaren Farbtönen. Sie signalisieren ohne Worte Eindeutigkeit und Entschiedenheit, wirken jedoch nicht lebhaft oder extrovertiert.)

B »Ich begleite meinen Freund demnächst zu einem großen Familientreffen, gehöre aber nicht wirklich zur Familie und möchte mich in die »Internas« auch gar nicht einmischen. Deshalb will ich bei diesem Treffen farblich nicht so auffallen und schon gar nicht die erste Geige spielen. Schließlich bin ich Begleiterin und nicht Hauptperson!« (Friederike)

- Sie möchten unaufdringlich, ruhig oder freundlich wirken? Dann sind gedämpfte Farben ideal: Dabei handelt es sich um Farbmischungen im mittleren Farbbereich, die aus zwei Grundkomponenten bestehen, z. B. Grüngrau, Blaugrau, Grünblau, Graubraun, Beigegrau etc.

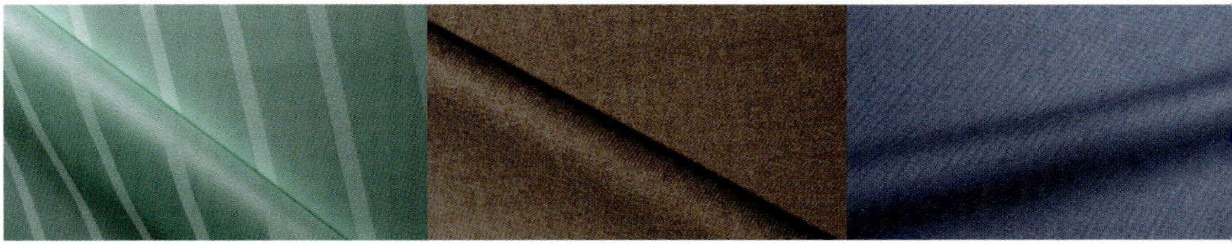

Es entsteht eine rauchige, dunstige Farbästhetik, die in ihrer Wirkung besonders gut zu den Menschen passt, die subtile Untertöne lieben und unaufdringlich wirken wollen. Mit diesen Tönen bringen Sie Angemessenheit in allen Lebensbereichen zum Ausdruck.

C »Ich bin über 70 und behaupte von mir, dass ich im Kopf und im Herzen richtig jung geblieben bin. Wenn ich mich umsehe, dann sehe ich fast nur noch dunkle Farben in meiner Alterskategorie. Muss das eigentlich sein? Wie kann ich zeigen, dass ich ein offener, kontaktfreudiger Mensch bin, der das Leben leicht nimmt?« (Brigitte)

- Sie wollen leicht, aufgeschlossen oder jugendlich wirken? Dann greifen Sie am besten zu hellen (nicht aber »süßlichen«) Farben: Diese wirken extrovertiert, zugänglich und signalisieren: »Sprich mich an, ich bin offen für Neues, freundlich und kontaktfreudig.« Helle Farben wirken außerdem leicht oder zart – je nach Farbnuance. Auf jeden Fall kommen Sie damit frisch und jünger an!

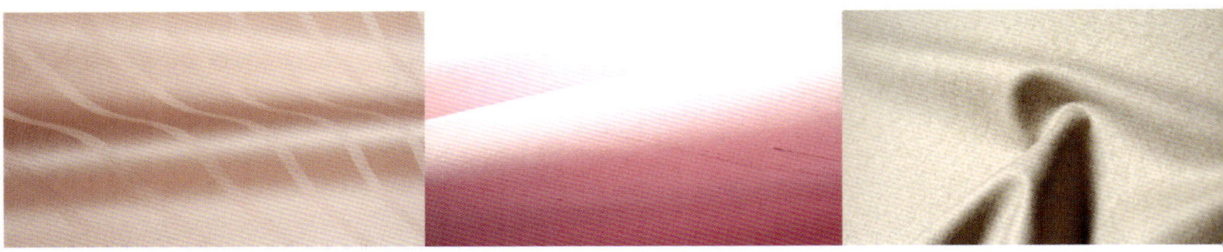

D »In einem echten Mutanfall habe ich bei meiner Vorgesetzten um einen Termin gebeten, denn es ist schon lange Zeit, dass ich endlich die längst fällige Gehaltserhöhung anspreche. Gibt es ein farbliches Mittel, mit dem ich ohne Worte deutlich mache, dass ich eine wertvolle Mitarbeiterin für mein Unternehmen bin?« (Sarah)

- Sie möchten elegant, souverän oder solide auftreten? Genau dies signalisieren dunkle Farben: »Hier ist mit Kompetenz und Know-how zu rechnen!« Sie wirken außerdem zurückgenommen und eher distanziert. Im Privatleben auch prima am Abend, weil Sie besonders elegant mit ihnen ankommen!

E »Ich halte mich für einen wachen, frischen Kopf und habe im Beruf immer die Nase vorn, wenn es darum geht, mit pfiffigen Ideen die ausgetretenen Wege zu verlassen. Andere kommen leider oft mit weniger Kreativität viel weiter, weil sie sich besser vermarkten können. Leider gehört »Klappern« bei mir nicht zum Handwerk. Was kann ich tun, um meine Pluspunkte besser zu präsentieren?« (Sonja)

- Sie wollen einen quicklebendigen, kreativen oder schwungvollen Eindruck machen? Dann sind Farbkontraste für Sie die erste Wahl! Dazu tragen Sie mindestens zwei Farben kontrastreich miteinander: helle und dunkle Farben, bunte und unbunte Farben oder Komplementärfarben (d. h. Farben, die sich im Farbkreis gegenüberstehen, z. B. Rot – Grün). Kontrastreiche Farbkombinationen signalisieren ungewöhnliches Handeln und Auftreten und kündigen damit eine pfiffige Persönlichkeit an.

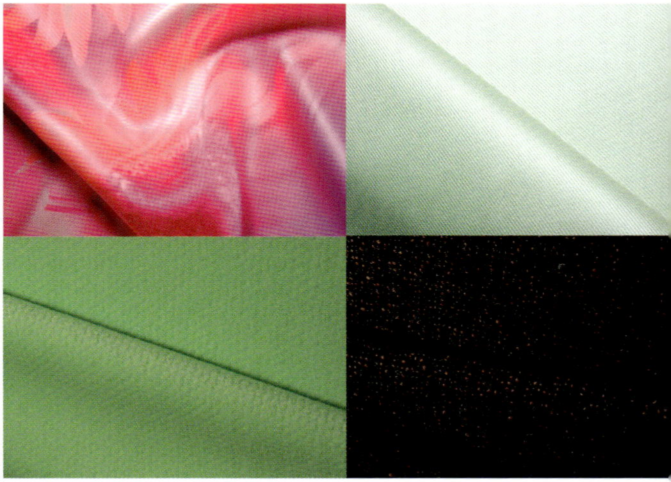

F »Ich bin Erzieherin in einem Kindergarten und Tag für Tag in hautnahem Kontakt mit den Kids, die oft wie Kletten an mir hängen. Das ist meistens völlig in Ordnung, aber an manchen Tagen wird es mir zu viel: Auch ich brauche mal Distanz und habe das Bedürfnis nach Rückzug! Andererseits will ich natürlich nicht abweisend wirken. Wie bekomme ich das farblich hin?« (Nicky)

- Sie möchten moderat, zurückhaltend oder subtil wirken? Dann tragen Sie Ihre Kleidung am besten Ton-in-Ton: Dafür wählen Sie eine Grundfarbe (z. B. Blau), spielen aber bei Ober- und Unterteilen mit den unterschiedlichsten Zwischentönen (ein hellblaues Shirt kombiniert mit einem taubenblauen Blazer und einer marineblauen Hose). Ton-in-Ton-Variationen soufflieren, dass Sie als Trägerin ruhig, freundlich und einschätzbar sind.

G »Ich bin ein weicher, weiblicher Typ und stehe mit beiden Beinen fest im Berufsleben. In meiner Firma interpretieren einige männliche Kollegen meine femininen Signale völlig falsch und versuchen ständig, mich in Meetings oder Konferenzen über den Tisch zu ziehen. Deshalb suche ich nach einem farblichen »Schutzmantel«, der verhindert, dass mir meine Körpersignale falsch ausgelegt werden.« (Bernadette)

- Sie möchten reserviert, sachlich oder unsentimental wirken? Dann sind unbunte Farben für Sie geeignet: Schwarz, Weiß oder Grau nennt man *unbunt*, weil hier jegliche Farbe fehlt. Diese Töne drücken immer auch Introvertiertheit, eine Abkehr von der Buntheit der Welt aus und werden allgemein mit Ernsthaftigkeit, Kompetenz und Tiefgang verbunden. Unbunte Farben eignen sich entweder großflächig bei beruflich oder gesellschaftlich formalen Anlässen (z.B. Vorstellungsgespräch oder Theaterbesuch) oder als farbliches Kontrastmittel und neutraler Begleiter für Ihren Tagesfarbklang!

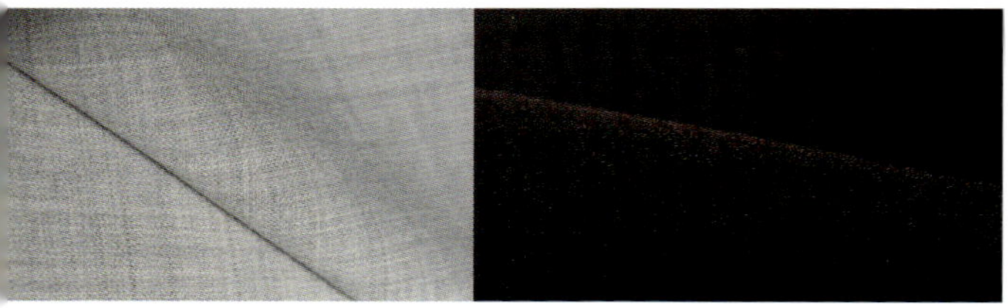

H »Ich weiß, dass ich ein sehr ›einnehmendes Wesen‹ habe und meiner Umwelt mit meiner Hibbeligkeit und meinem schnellen Gerede öfters mal auf die Nerven gehe. Mir ist klar, dass diese Unruhe aus mir herauskommt und es würde mir helfen, wenn ich wüsste, wie ich durch meine Kleidungsfarben einen ruhigeren, ein wenig klareren Kontrapunkt setzen könnte.« (Marlene)

- Sie haben sich für die Begriffe »distanziert, entspannt oder sachlich« entschieden. Diese Eigenschaften zeigen Sie am schnellsten, wenn Sie kühlen Farben in Ihrer Kleidung den Vorzug geben. Sie schaffen Distanz und eine kühle, sachliche Atmosphäre. Außerdem wirken kalte Farben an Ihnen im positiven Sinne passiv, beruhigend, entspannend und auf Ihre Betrachter erfrischend!

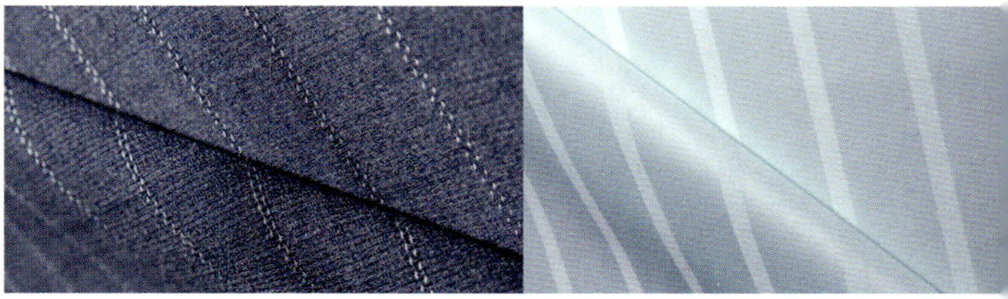

»›Du bist ja viel netter als ich dachte!‹ Diesen Satz bekomme ich oft zu hören, wenn mich Leute näher kennenlernen. Ganz offensichtlich mache ich zunächst einen komplett anderen Eindruck. Man hat mir sogar schon mal gesagt, dass ich arrogant und unnahbar wirke, das hat mich ziemlich verletzt. Was kann ich tun, um von vornherein richtig anzukommen?« (Christine)

- Sie möchten herzlich, entgegenkommend oder ansprechbar wirken? Diese Eigenschaften sind ein Signal dafür, dass Sie zu warmgrundigen Farben greifen sollten! Warme Farben schaffen schnell Nähe, lassen Sie freundlich wirken und zaubern im Handumdrehen eine angenehme Atmosphäre. Außerdem wirken warme Farben an Ihnen aktiv, offen und auf Ihre Betrachter belebend!

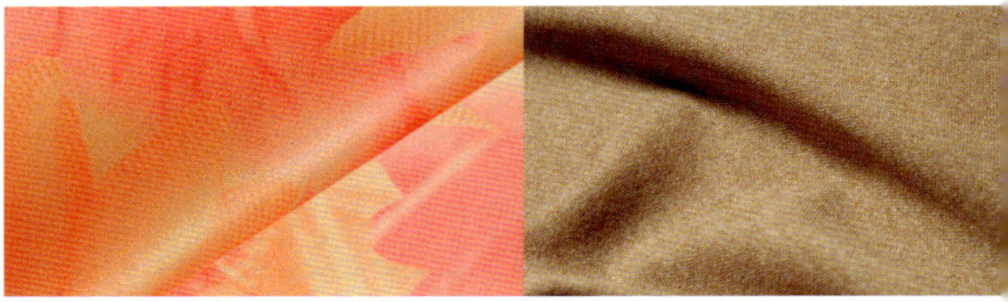

Farbwechsel

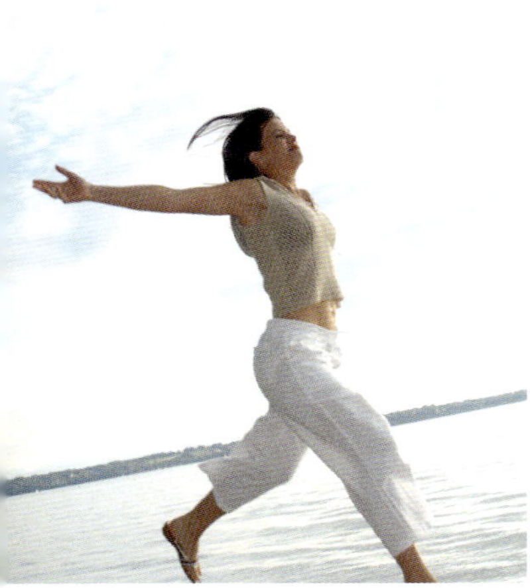

»Die Erfahrung lehrt uns, dass die einzelnen Farben besondere Gemütsstimmungen geben.«

Johann Wolfgang von Goethe

Scheint die Sonne in unseren Breiten, dann geht es uns richtig gut! Sie taucht die Welt in freundliches Licht – und unser Gemüt hellt spürbar auf. Auch Farben beeinflussen unseren Verstand und unser Gefühl, sie wirken in einer unverwechselbaren Frequenz auf uns selbst und unser Gegenüber. Deshalb ist es nicht beliebig, welche Farben wir tragen und ebenso wenig, wie wir uns in ihnen fühlen. In diesem Kapitel geht es nun um einzelne Farben an Ihnen: Rot? Grün? Blau? Und wenn ja – hell, mittel oder dunkel?
In diesem Kapitel geht es um die Frage, wie Sie mit *einzelnen Farben* wirken wollen. Bevor Sie sich an den nachstehenden Check machen, klären Sie bitte für sich innerlich die Frage, ob Sie der Welt beruflich oder privat entgegentreten. Meistens können Sie sich in privaten Zusammenhängen legerer und unkomplizierter kleiden. Im beruflichen Kontakt möchten Sie dagegen eine bestimmte Wirkung erzielen oder müssen sich den Kleidervorschriften anpassen, die in Ihrer Branche üblich sind.

Aus den nachfolgenden 13 Gruppen von A bis M suchen Sie sich eine aus, deren drei Stichworte zu der Wirkung passen, die Sie erzielen möchten. Sie stellen sich also die Frage: »Welche Facette meiner Persönlichkeit will ich zeigen?« Bitte achten Sie darauf, dass die Antwort zu Ihren persönlichen Tagesvorgaben passt. Setzen Sie Ihre Häkchen am besten bei den Buchstaben, bei denen Sie zwei der drei beschriebenen Eigenschaften zustimmen!

Sie haben nun die Wahl: Welche Ihrer Qualitäten soll bei Ihrem Gegenüber ohne Worte ankommen? Wie möchten Sie wirken?

A ❑ verstandesorientiert, introvertiert oder ruhig

B ❑ aktiv, temperamentvoll oder extrovertiert

C ❑ feminin, zurückhaltend oder sensibel

D ❑ präsent, im positiven Sinn »Ton angebend« oder ungewöhnlich

E ❑ lebendig, gesellig oder lebenslustig

F ❑ optimistisch, kreativ oder kontaktfreudig

G ❑ traditionell, unkompliziert oder stabil

H ❑ natürlich, ausgeglichen oder flexibel

I ❑ extravagant, spirituell oder präsent

J ❑ sachlich, zurückhaltend oder seriös

K ❑ frisch, jugendlich oder unkonventionell

L ❑ elegant, distanziert oder eindeutig

M ❑ neutral, klar oder schlicht

Die Eigenschaften, die Sie sich ausgesucht haben, sehen Sie mit der ihnen zugeordneten Farbe auf dem »Farbthermometer« auf der nächsten Seite. Der vorangestellte Buchstabe zeigt Ihnen, für welche Farbe Sie sich entschieden haben. Wenn Sie diese hauptsächlich (also als Basisfarbe von ca. zwei Dritteln Ihrer Kleidungsfläche) tragen, dann erhalten Sie ohne große Worte die von Ihnen gewünschte Wirkung.

SCHON GEWUSST?

Basisfarbe
Die Farbe, die in der Hauptwahrnehmung zuerst ins Auge fällt, weil sie die größte Fläche am Körper einnimmt (ca. zwei Drittel).

Detailfarbe
Die Farbe, die in Ihrer Garderobengestaltung nach der Basisfarbe den zweiten Platz einnimmt. Flächenmäßig viel geringer in Ihrer Farbgestaltung als Ihre Basisfarbe (ca. ein Drittel).

Akzentfarbe
Der farbliche Eyecatcher an Ihnen, der in der Betrachtung zwar die geringste Fläche, jedoch die größte Wirkung hat.

Schwarz, Weiß und Grau haben wir auch hier wieder mit einbezogen, obwohl diese keine Farben im eigentlichen Sinn sind. Deshalb haben wir diese Töne auf dem Farbthermometer nicht dargestellt. Sie eignen sich entweder als Hauptaussage oder als farbliches Kontrastmittel und neutraler Begleiter für Ihren Tagesfarbklang!

Ihr persönliches Farbthermometer

K Helltürkis: frisch, sportlich, offen, kreativ, aufgeweckt, jugendlich, vital und gut gelaunt.
Mittlere Türkistöne: unkonventionell, innovativ, sommerlich, klar, flexibel und frei.

A Hellblau: klar, analytisch, verstandesorientiert, sportlich, frisch, subtil, sensibel, zart und fein.
Mittelblau: gelassen, entspannt, harmonisch, ruhig, friedlich, vertrauenerweckend, funktional, strukturiert und korrekt.
Dunkelblau: elegant, kompetent, konzentriert, ernst, tiefgründig, introvertiert, präzise, präsent und eindeutig.

I Helle Violetttöne: sensibel, feminin und einfühlsam.
Mittlere Violetttöne: spirituell, zurückhaltend und ungewöhnlich.
Dunkle Violetttöne: extravagant, präsent und geheimnisvoll.

C Helle Rosatöne: feminin, sensibel, zugänglich, fürsorglich, leise, weich, empfindsam, fein und sanft.
Mittlere Rosatöne: empfindsam, zurückhaltend, passiv, harmonisch, weich, ausgleichend und verbindlich.
D Sehr dunkle Rosa- bzw. Pinktöne: präsent, im positiven Sinne »Ton angebend«, dominant, provokant, intensiv, extravagant, eindeutig und selbstbewusst.

B Hellrot: herzlich, Kontakt suchend, frisch, aktiv, wach, »auf den ersten Blick«, kraftvoll, lebenslustig und vital.
Mittlere Rottöne: kraftvoll, dynamisch, temperamentvoll, dominant, provokant, intensiv, impulsiv, extrovertiert und betriebsam.

Dunkelrot: erotisch, leidenschaftlich, sinnlich, selbstbewusst, verantwortlich, bestimmt, tatkräftig, mächtig und präsent.

E

Hellorange: weiblich, wach, erfrischend, weich, extrovertiert, sinnlich, lebendig und optimistisch.

Mittelorange: spritzig, lustig, lebhaft, extrovertiert, fantasievoll, lebenslustig, erotisch und selbstbewusst.

Dunkelorange: realistisch, bodenständig, zuversichtlich, aktiv, umgänglich, aufgeschlossen, gesellig, herzlich und zugänglich.

F

Hellgelb: optimistisch, heiter, leicht, spritzig, unbeschwert, flexibel, frei und entspannt.

Mittelgelb: kommunikativ, intellektuell, aktiv, kreativ, fröhlich, lebensfroh, kontaktbereit und aufgeschlossen.

Dunkelgelb: kommunikativ, zugänglich, ansprechbar, extrovertiert, gesellig, natürlich, kontaktfreudig und ungezwungen.

H

Hellgrün: gesund, jugendlich, erfrischend, optimistisch, lebensbejahend, flexibel, positiv und wachstumsorientiert.

Mittelgrün: freundlich, familiär, natürlich, unkompliziert, bürgerlich, ungekünstelt, treu, beständig und auf Sicherheit bedacht.

Dunkelgrün: realistisch, zuverlässig, ausgeglichen, kräftig, selbstbewusst, durchsetzungsstark, stabil und autonom.

G

Hellbraun: familiär, zugänglich, ansprechbar, bodenständig, gesellig, natürlich, neutral und traditionell.

Mittelbraun: freundlich, zurückhaltend, naturverbunden, unkompliziert, robust, stabil und ungekünstelt.

Dunkelbraun: realistisch, zuverlässig, beruhigend, stabil, unempfindlich, bodenständig, gemütlich und Geborgenheit gebend.

J Helle Grautöne: klar, analytisch, verstandesorientiert, fein, edel, zurückhaltend, chic, zart und neutral.
Mittelgrau: professionell, kompetent, Ton angebend, hintergründig, distanziert, unaufdringlich, intellektuell, sachlich und korrekt.
Dunkelgrau: elegant, seriös, konzentriert, ernst, tiefgründig, introvertiert, präzise, präsent und eindeutig.

L Schwarz: elegant, feierlich, edel, raffiniert, verführerisch, distanziert, kompetent, eindeutig und Respekt einflößend.

M Weißtöne: frisch, sommerlich, neutral, tadellos, klar, schlicht, modern und »sauber«.

Nun können Sie zusätzlich zu Ihren Einzelfarben noch Ihren gewünschten *Farbdimmer* (siehe Seite 83 ff.) einbauen: Klar oder gedämpft? Hell oder dunkel? Kühl oder warm? Kontrastreich oder Ton-in-Ton?

Ihre Farb-Aura – Entdecken Sie, welche Farben Sie zum Strahlen bringen!

Sie möchten ein wenig mit Farben experimentieren, ohne gleich Geld in neue Kleidung zu investieren? Sie haben Lust auf Farbwind im Kleiderschrank und wollen theoretisch vorsondieren, mit welchen Farben Sie diese frische Brise erzeugen können? Versuchen Sie es mit unserer Farb-Aura!
Alles, was Sie benötigen, ist ein Farbfoto, auf dem Sie sich gefallen, oder ein Passfoto. Optimal ist eine Größe von ca. 3 cm. Bitte schneiden Sie dieses so aus, dass nur Ihr Gesicht und Ihre Haare übrig bleiben. Legen Sie das Foto

auf die Farb-Aura und fahren Sie die einzelnen Farben darauf ab. Welche Farben haben Ihnen besonders gefallen? Wie können Sie diese in Ihre bisherige Garderobe integrieren, wozu passen die Farben?

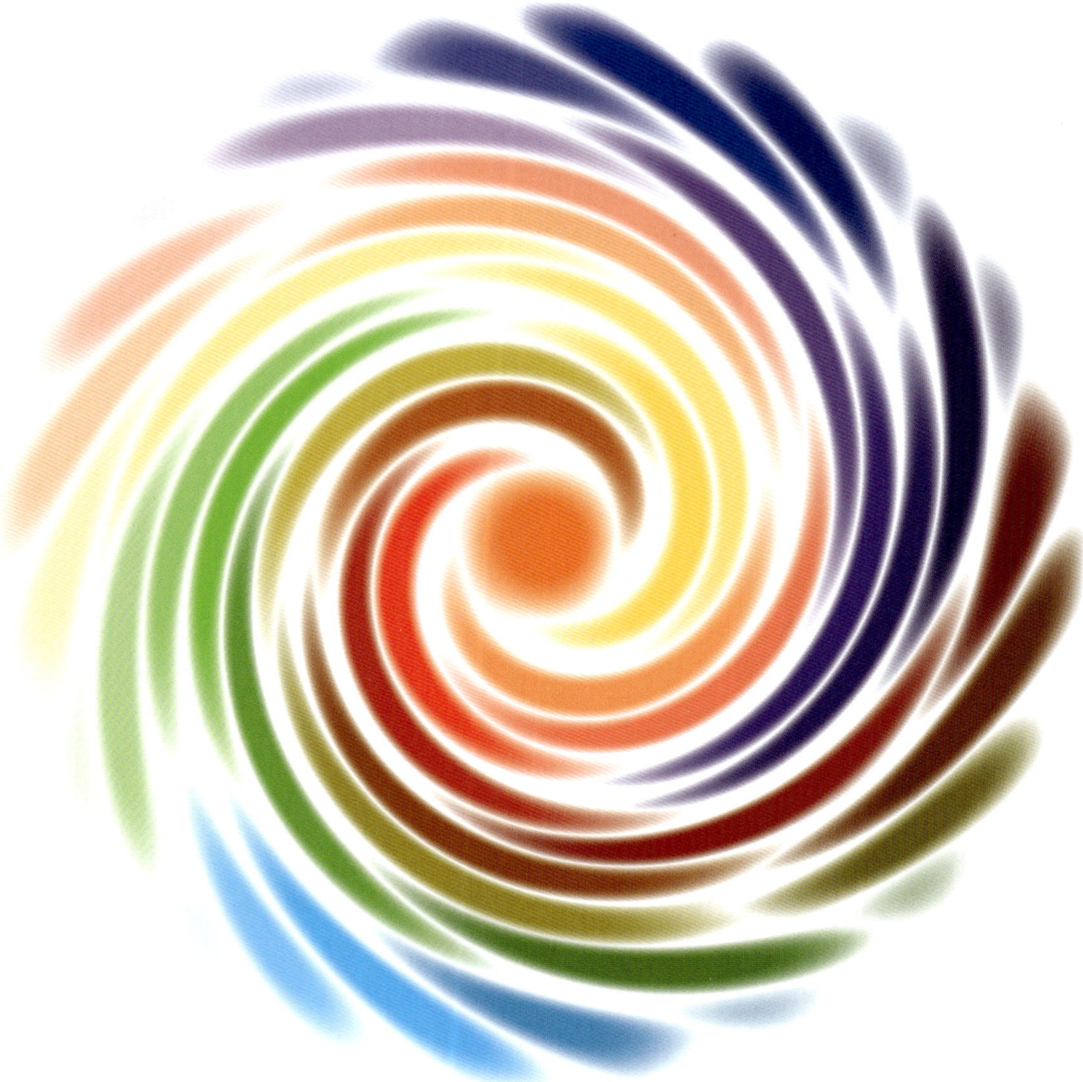

Ihre persönliche Farb-Hitliste:

1. ______________________________
2. ______________________________
3. ______________________________

Ihre Farbstimmungen im Kleiderschrank

Farben zu sehen und wahrzunehmen ist ein sehr individueller Vorgang. Es variiert von Mensch zu Mensch, was im Gehirn als Farbwert abgespeichert wird. Wir haben zwar alle eine Vorstellung davon, was beispielsweise »himmelblau« bedeutet. Und doch ist »himmelblau« kein kalibrierter Wert, sondern eine subjektive Empfindung, denn in Arizona ist der Himmel anders blau als in Thailand oder München. Genau dies ist unser Leitgedanke, der Sie durch das Thema *Farbstimmung* begleiten soll: Bestimmt assoziieren Sie ein gedankliches Bild mit den Begriffen »Karibik« (Blautöne, türkis, weiß?) oder »Früchtekorb« (Melone, Erdbeere, Apfel, Mango?). Nein? Sehen Sie, Sie haben andere Früchte im Kopf als wir! Machen Sie sich also Ihr Bild – individuell beleuchtet, persönlich gefärbt und mit Ihren Augen betrachtet. Suchen Sie sich nach Lust und Laune einen oder mehrere Begriffe aus der folgenden Liste aus, die Sie ansprechen – und lassen Sie diese Farbstimmung(en) in Ihren Kleiderschrank einziehen. Oder lassen Sie sich für bestimmte Anlässe (Einladung zum Picknick, Adventstee, Herbstspaziergang, Schwimmbadbesuch …) von den vorgeschlagenen Themen inspirieren und kreieren Sie dazu Ihr eigenes Farbbild mit Ihrer Kleidung!

INSPIRATIONEN

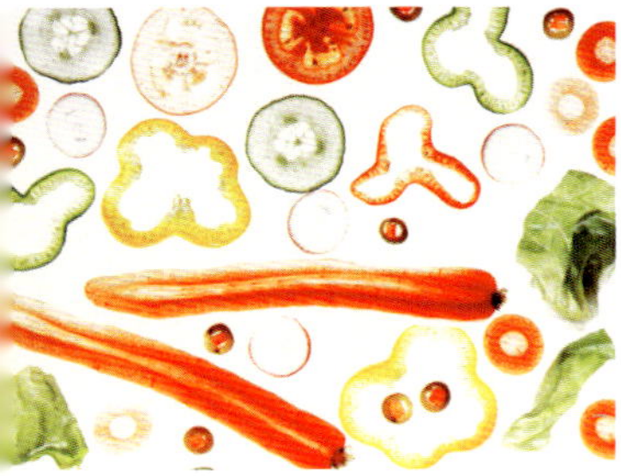

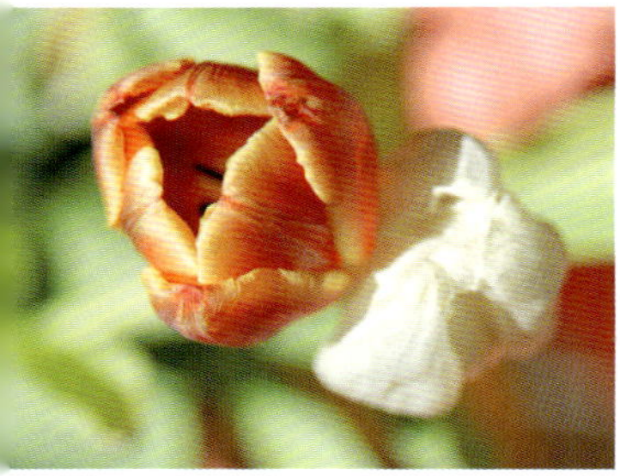

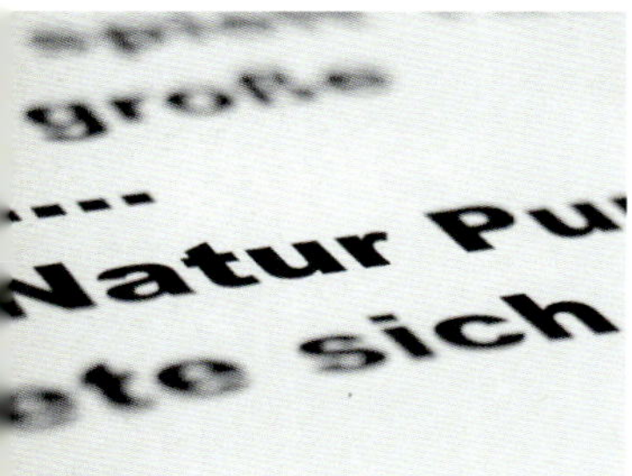

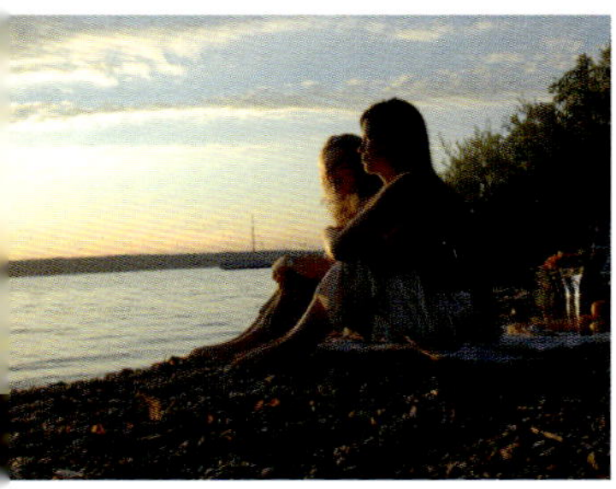

Abenteuer
Advent
Altweibersommer
Amazonas
Arabische Nächte
Arizona
Blasser Schimmer
Blaues Wunder
Blitz und Donner
Blue Sky
California
China
Cote d'Azur
Dänemark
Der kleine lila Hut
Dialog
Dickes Fell
Dolce Vita
Dschungel
Dynamik
Eiszeit
Erntezeit
Es grünt so grün
Essen und Trinken
Farben
Feierabend
Fernweh
Film und Fernsehen
First Class
Flohmarkt
Freiheit
Freude
Früchtekorb
Frühlingsluft
Gefühle
Gelassenheit
Gemüsekorb
Gipfelstürmer
Glanz und Gloria
Glück
Graue Eminenz
Happy!
Harmonie
Hell-Seher
Heute Ruhetag!
Hollywood
Kalte Schulter
Kaminfeuer
Karibik
Kinderlachen
Klarheit
Lebenswerte
Leichte Brise
Leichtigkeit
Lollipop
Mehr Glück als Verstand

Melancholie
Morgengrauen
Muschelsammeln
Nebelschwaden
Niveau
Oase
Orient
Orientexpress
Ozean
Puderquaste
Regentag
Regenwald
Reiselust
Risiko
Rosige Zeiten
Rotkäppchen
Ruhe
Rumtopf
Safari
Sahara
Sanftheit
Schatz der Karibik
Schmetterlinge im Bauch
Schneewittchen
Schwarzer Peter
Seewind
Sommerferien
Sommersprossen
Sonnenuntergang
Spaziergang am Fluss
Star Trek
Strandleben
Sunny Afternoon
Swimmingpool
Sylt
Tauchexkursion
Tautropfen
Think Pink
Tiefsee
… und nun: das Wetter
Unternehmungslust
Vergissmeinnicht
Vernunft
Vitaminstoß
Vollkorn
Waldgeflüster
Walpurgisnacht
Wanderlust
Weichheit
Weihnachtsbäckerei
Yes, we can!
Zukunftsdevisen

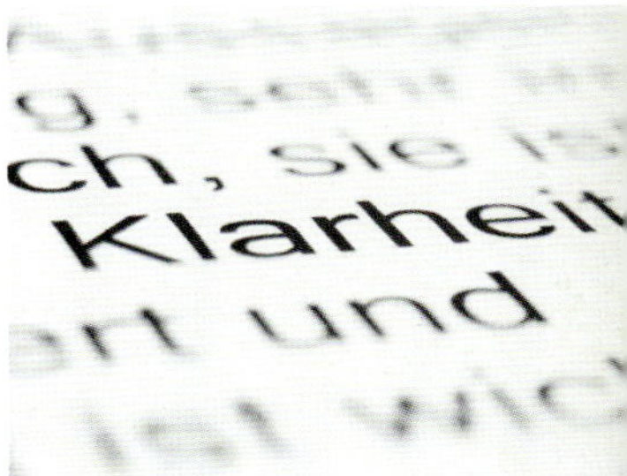

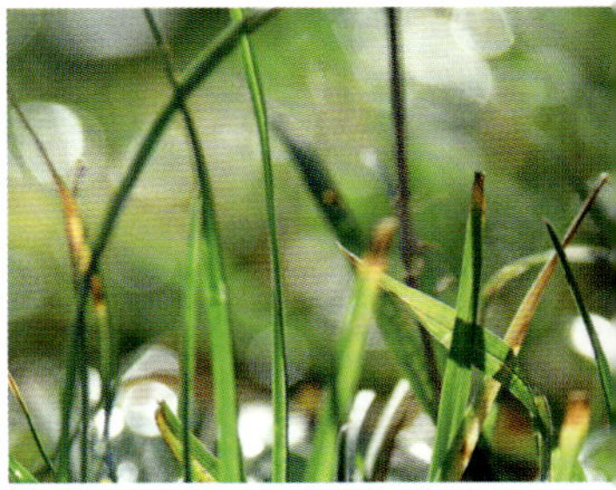

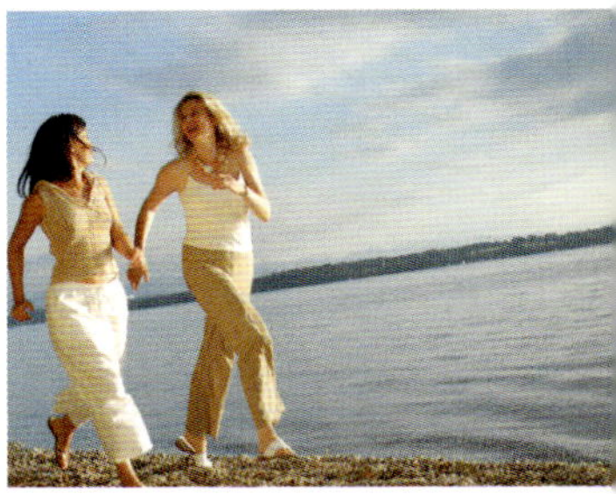

Haben Sie Ihr Farbstimmungsbild vor Augen? Dann empfehlen wir Ihnen, den Inhalt Ihres Kleiderschrankes einmal neu aufzurollen! Sie haben nichts anzuziehen? Nichts passt zueinander? Sie werden staunen, wie sich das scheinbar chaotische Knäuel ganz schnell entwirrt. Sie werden entdecken, dass Sie sehr viele Kleidungsstücke haben, die zueinander passen, wenn Sie diese anders kombinieren als bisher. Viel Spaß dabei!

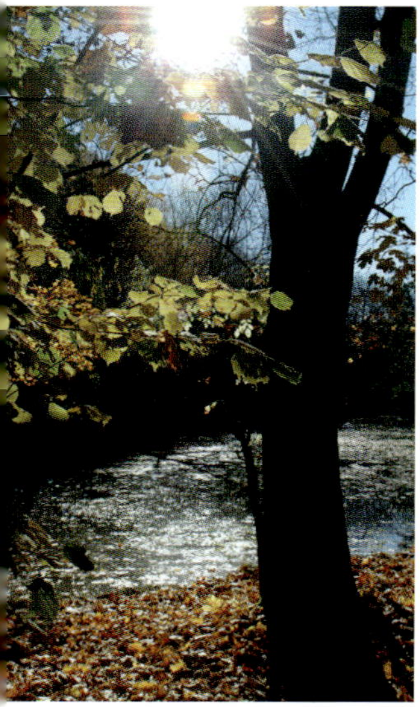

Schritt 1: Alles raus und auf dem Bett oder dem Fußboden auslegen.

Schritt 2: Drei, maximal vier Farblinien einplanen und sie mit einem Bild im Kopf, wie oben als Farbstimmung beschrieben, verknüpfen.

Schritt 3: Zu den einzelnen Farbstimmungen jeweils alle Kleidungsstücke auf einem Häufchen zusammenlegen (und darauf achten, dass sich die Farblinien deutlich voneinander unterscheiden!)

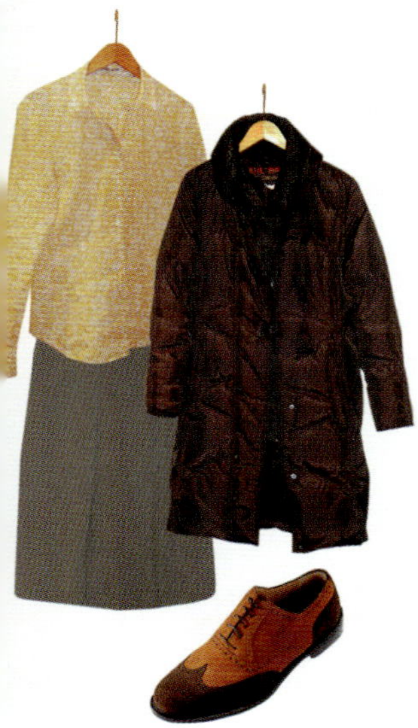

Schritt 4: Die einzelnen Farblinien sortieren und entscheiden, was dazu gekauft werden müsste, damit Ihre persönliche Farbstimmung entsteht und Sie jederzeit ein, zwei komplette Outfits damit generieren können: Fehlen Shirts, Blusen und Strümpfe zum Hosenanzug, den Sie zu Ihrer Farbstimmung »Muschelsammeln« sortiert haben? Empfinden Sie Stoffe, Muster oder und Farben zu Ihrem Zukunftsmotto »Leichtigkeit« zu schwer, zu steif oder zu dumpf? Dann ergänzen Sie Ihre Garderobe mit gezielt ausgewählten neuen Kleidungsstücken.

Stoffgefühl – Wie Sie ganz spielerisch zu Ihren Stoffen finden

Farben wirken ganz unmittelbar und sofort auf uns. Stoffe benötigen ein bisschen mehr Zeit, um aufzufallen, sind aber nicht weniger wichtig. Ganz im Gegenteil! Durch ihre Beschaffenheit unterfüttern sie die Farben, geben ihnen mehr oder weniger Leuchtkraft, Präsenz oder Schwung: Die sonnengelbe, matte Leinenbluse hat bei gleicher Farbkraft eine völlig andere Wirkung als die sonnengelbe Satinbluse. Die schwarze Jeans wirkt völlig anders als die schwarze Stretchhose, nur wegen der unterschiedlichen Materialien und Oberflächenstrukturen!

Ganz zu Unrecht finden Stoffstrukturen oft wenig Beachtung bei Käuferinnen, die mehr Augenmerk auf Schnitt und Farbe legen. Schade, denn sehr oft ist gerade der passende Stoff das Sahnehäubchen des ganzen Outfits – in anderen Worten: Ein ungünstig gewähltes Material reduziert, genau wie ein unachtsam ausgewähltes Paar Schuhe oder eine unpassende Frisur, Ihre Gesamtwirkung! In diesem Kapitel möchten wir Sie einladen, genauer hinzusehen und Materialien zu entdecken, die zu Ihnen und Ihrem höchst persönlichen Stilausdruck passen.

Damit Ihnen klarer wird, worauf Sie beim Neukauf Ihrer Garderobenstücke in Zukunft neben Schnitt, Verarbeitung und Farbe noch achten können, haben wir auf den nächsten Seiten die wichtigsten Stoff-Kriterien für Sie zusammengestellt.

Wie Stoffe wirken

SCHON GEWUSST?

Grundsätzlich gilt: Die Fläche macht's! Wenn Sie Ihren Favoriten *hauptsächlich* (d. h. auf ca. zwei Dritteln der Stoff-Fläche) an sich präsentieren, erhalten Sie die dazu beschriebene Wirkung!

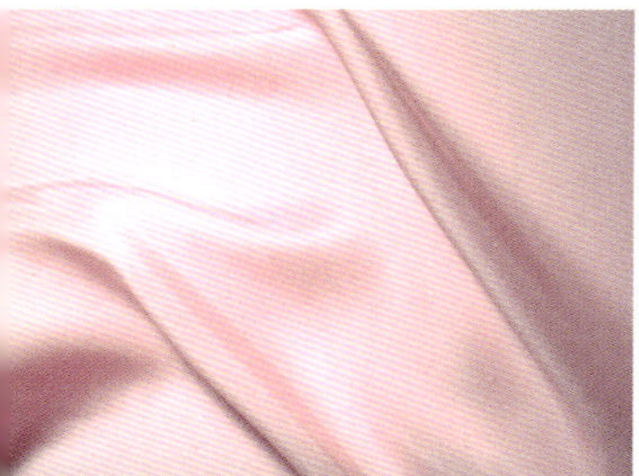

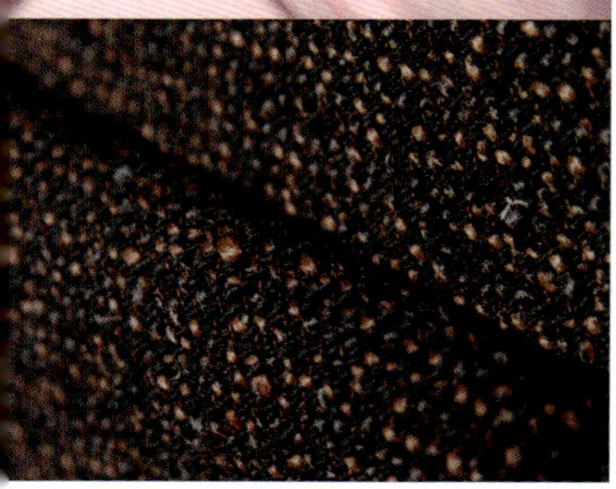

LEICHT – SCHWER

- In leichten Stoffen wie z. B. Seide, Viskose oder Chiffon wirken Sie sensitiv, flexibel und offen.
- Schwere Stoffe wie z. B. Jeans, Tweed oder Leinen lassen Sie bodenständig, belastbar und zuverlässig erscheinen.

WEICH, GRIFFIG, STEIF (MIT STAND)

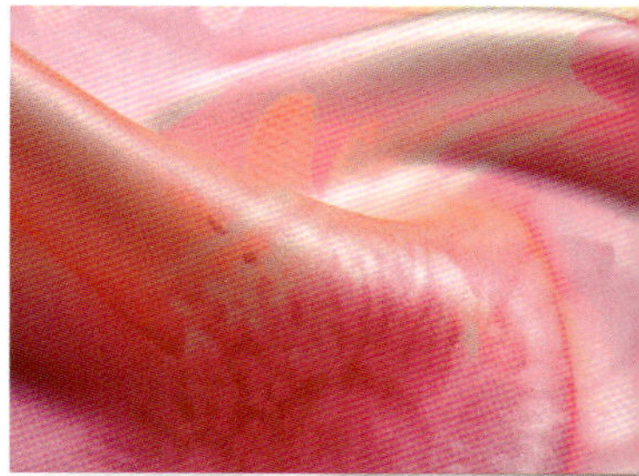

- Weiche Stoffe wie z. B. Samt oder Seide geben Ihnen einen femininen, anschmiegsamen und harmonischen Ausdruck.

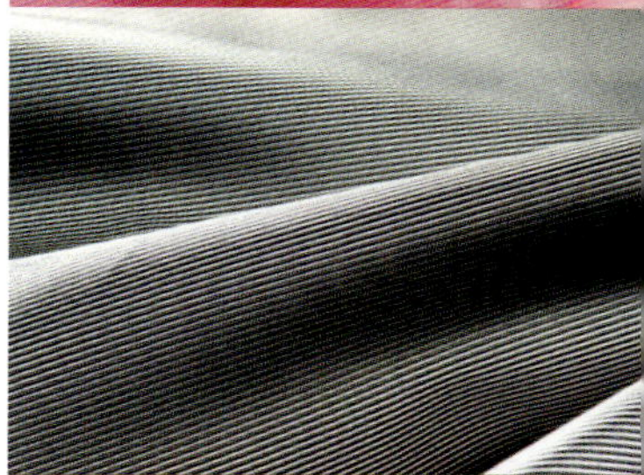

- Steifere Stoffe wie z. B. Chintz oder feine Schurwolle lassen Sie geradlinig, standfest oder, je nach Material, auch seriös wirken.

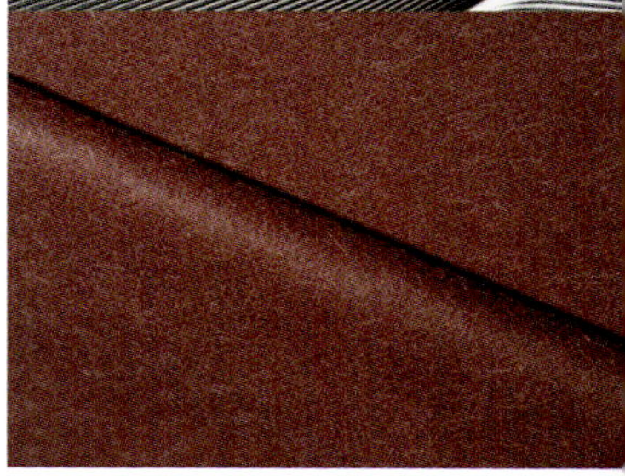

- Griffige Stoffe wie z. B. Flanell oder Cord bringen Ihre natürlichen und ungezwungenen Facetten hervorragend zur Geltung!

GLATT – MIT RELIEF/STRUKTUR

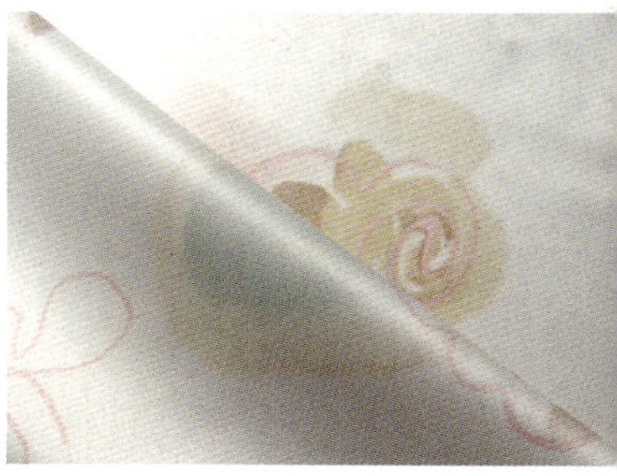

- Feine, glatte Stoffe wie z. B. Seide oder merzerisierte Baumwolle geben Ihnen eine elegante Note und zeigen, worauf es Ihnen ankommt: kultivierte Ästhetik!

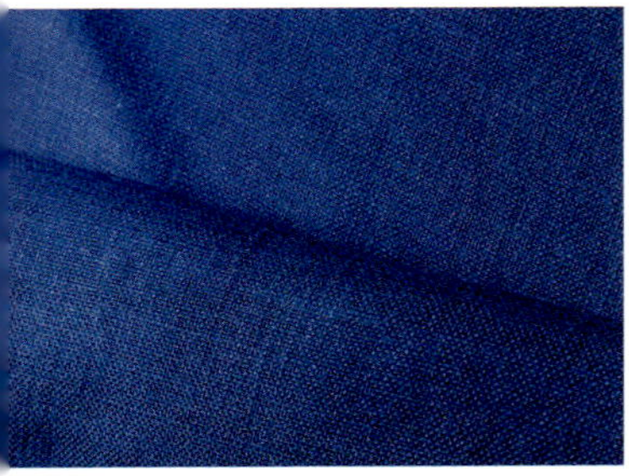

- Stoffe mit Struktur und/oder Relief (d.h. mit Tiefe und ggf. uneben) wie z.B. Tweed, Cord oder Leinen wirken dreidimensionaler und machen zudem Ihre bodenständigen, stabilen Facetten deutlich.

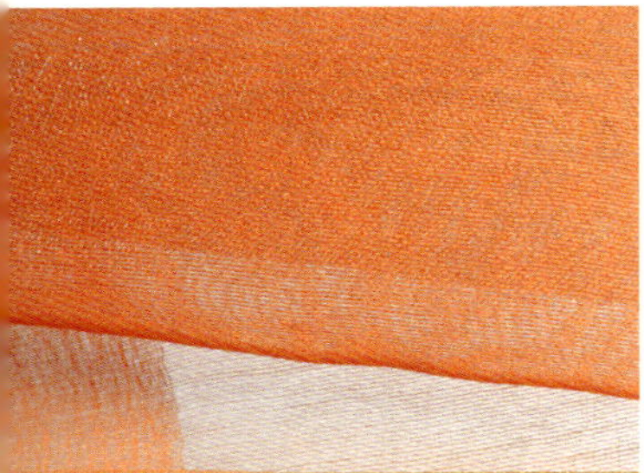

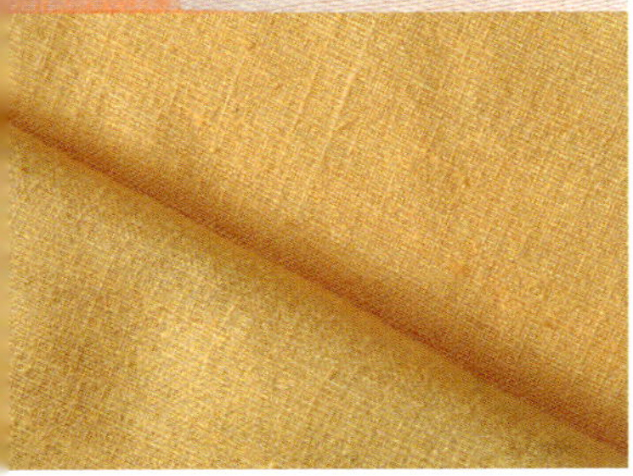

DURCHSCHEINEND – BLICKDICHT

- Mit luftigeren, durchscheinenden Materialien wie z.B. Ausbrennersamt, Chiffon oder Spitze, die gerne auch bunt oder gemustert sein dürfen, wirken Sie im positiven Sinn »durchlässig«, offen und feminin.

- Blickdichte Stoffe in hohen Grammgewichten wie z.B. reine Schurwolle oder ägyptische Baumwolle lassen tief blicken: Sie vermitteln nonverbal, dass Sie als Trägerin zuverlässig oder stabil sind und buchstäblich »dicht halten«.

SCHON GEWUSST?

Beim Spinnen mit hochelektronischen Spinnmaschinen, die auf einen Mikrometer genau arbeiten, wird die zu spinnende Wolle in einen langen Faden gesponnen. Je dünner und damit auch länger dieser Faden wird, desto höher ist die Qualität. Dies erkennt man am Grammgewicht pro m^2, der sog. Stoffgrammatur.

GLÄNZEND – MATT

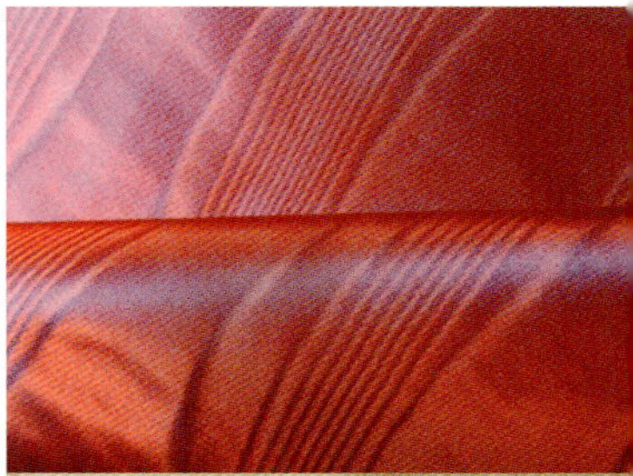

- Feine, zarte und glänzende Stoffe wie z. B. Viskose, Organza oder Satin transportieren wunderbar, dass ein femininer, sanfter und zugänglicher Kern in Ihnen schlummert.

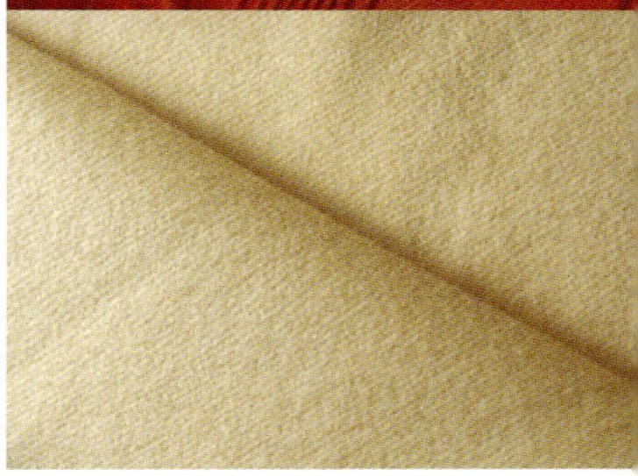

- Matte Stoffoptiken wie z. B. bei Leinen oder Schurwolle sorgen für einen dezenten, unaufdringlichen Look und lassen Sie einschätzbar und zuverlässig wirken.

UNIFARBEN – MUSTER

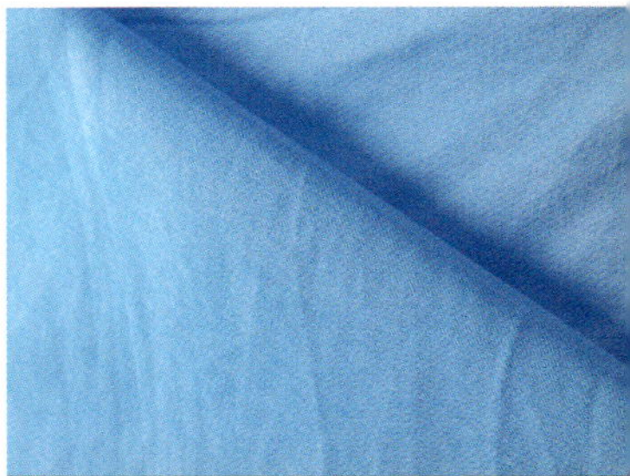

- Unifarbene Stoffe wirken generell ruhiger und dezenter als gemusterte Stoffe. In ihnen erscheinen Sie immer auch gestreckter als in Mustern.

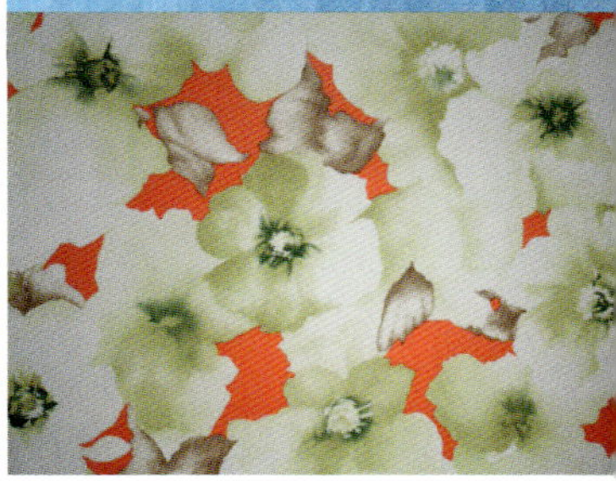

- Muster hingegen lassen Sie, je nach Dessin und Fläche, breiter und fülliger aussehen, aber Sie profitieren auf der anderen Seite von deren lebendigem, kreativem Effekt!

SCHON GEWUSST?

Unter einem Muster versteht man ein sich wiederholendes, Flächen füllendes Element zur Oberflächengestaltung, das durch Webart, Strickweise oder Bedrucken erzeugt wird. Beim Weben von Textilien können unterschiedliche Muster gestaltet werden. Die wichtigsten sind: Fischgrät, Glencheck, Hahnentritt, Paisley und Pepita. Beim Bedrucken sind der Phantasie keine Grenzen gesetzt: Punkte, Karos, Streifen, florale Dessins, Herzen, Sterne, Tiere, Ethnodessins …

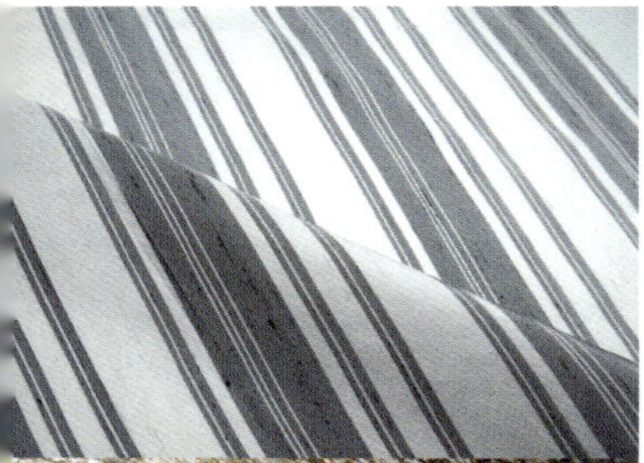

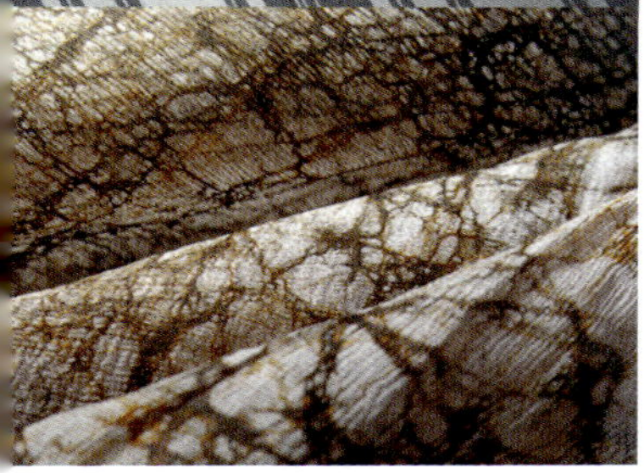

MUSTER GERADE – MUSTER GESCHWUNGEN

- Gerade Linien in Ihrer Kleidung wie bei diesem Stoff betonen, dass Sie planmäßig und zielgerichtet sind.

- Wenn Sie bei Ihren Stoffen mit harmonischen, geschwungenen Mustern spielen, die sich nicht in den Vordergrund drängen, dann kommen Sie lebendig und extrovertiert, jedoch nicht dominant an.

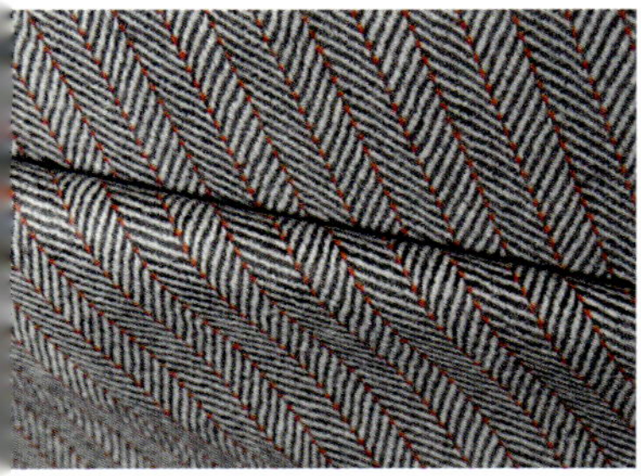

MUSTER REGELMÄSSIG – UNREGELMÄSSIG

- Regelmäßige Muster in Ihrer Kleidung lösen beim Betrachter das gute Gefühl aus, dass Sie einschätzbar sind und Ihnen an geregelten Abläufen liegt.

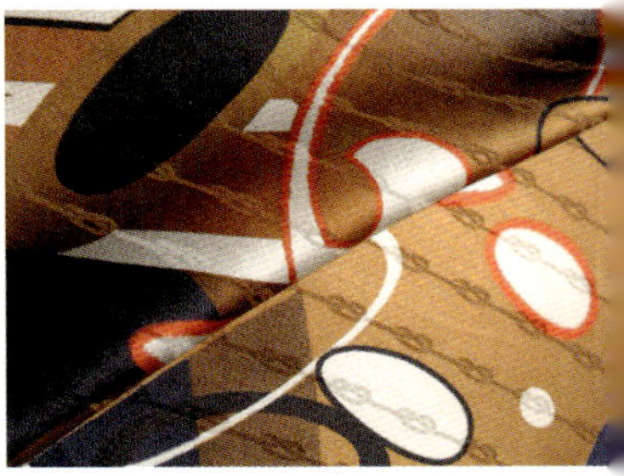

- Unregelmäßige Muster wirken spontaner und weisen darauf hin, dass nicht alles nach Plan gehen muss, weil Sie als Trägerin flexibel und offen für viele Möglichkeiten sind.

MUSTER GEDRUCKT – MUSTER GEWIRKT (JACQUARD)

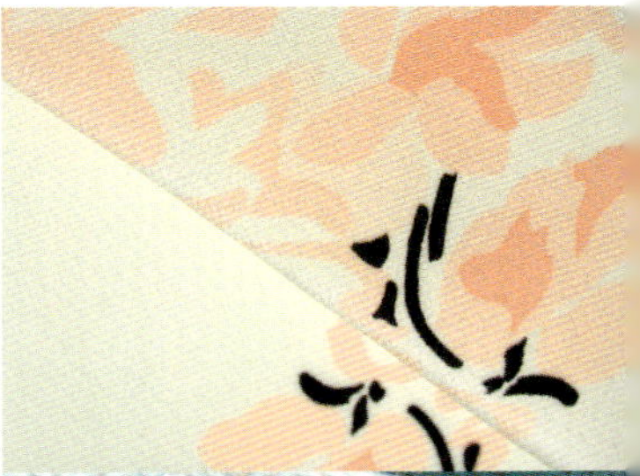

- Gedruckte Muster sind buchstäblich augenfällig, sie punkten mit einem unmittelbaren Aha-Effekt.

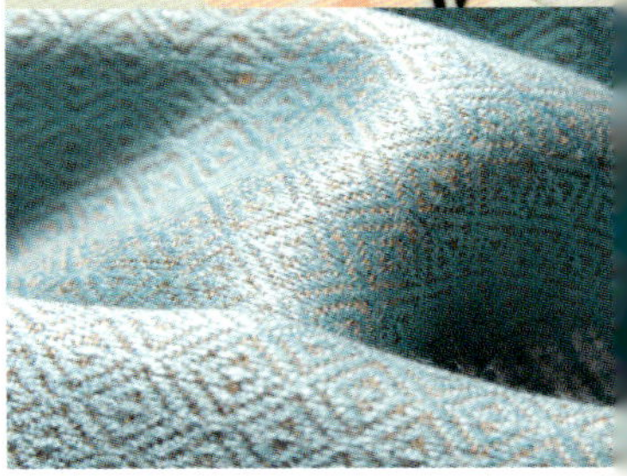

- Gewirkte Muster haben einen subtileren Effekt: Sie sind unaufdringlich und benötigen etwas mehr Zeit, um zur Geltung zu kommen. (Natürlich kommt es immer auch auf Ihre Farbwahl und die sog. »Kantenschärfe« an, ob dies zutrifft!)

MUSTER KLAR – MUSTER MIT WEICHZEICHNEREFFEKT

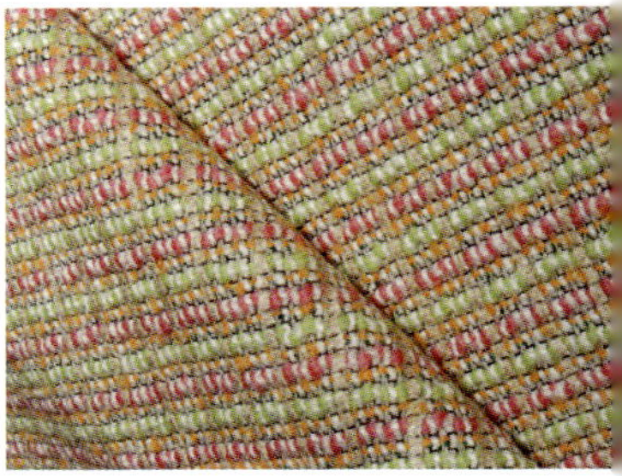

- Klare Muster setzen über ihre definierte Kontur Grenzen und passen zu Ihnen und zu Situationen, in denen Abgrenzung oder eine klare Linie vermittelt werden soll.

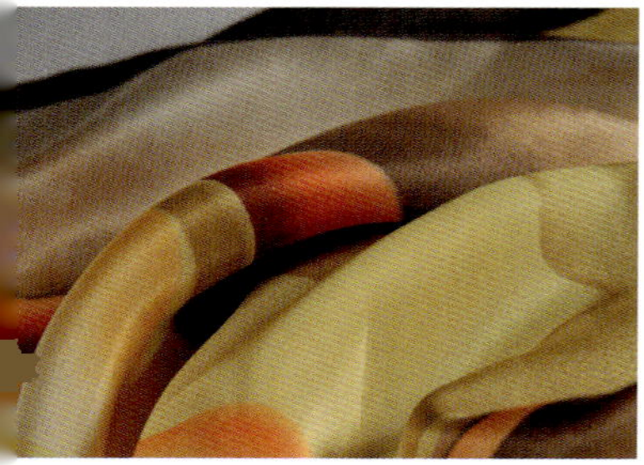

- Muster mit Weichzeichnereffekt lassen den Rückschluss zu, dass Sie als Trägerin verbindlich sind, denn sie wirken fließender und grenzenloser.

Der Vollständigkeit halber ergänzen wir unsere kleine Stoffkunde um die Begriffe »kühl/warm« und »farbkräftig/farbreduziert«, denn Sie haben sich Ihre Stoffe auf den Seiten 81–102 natürlich auch nach deren Farbigkeit ausgesucht! Sehr viel detailliertere Informationen dazu lesen Sie im Kapitel »Farbgefühl«!

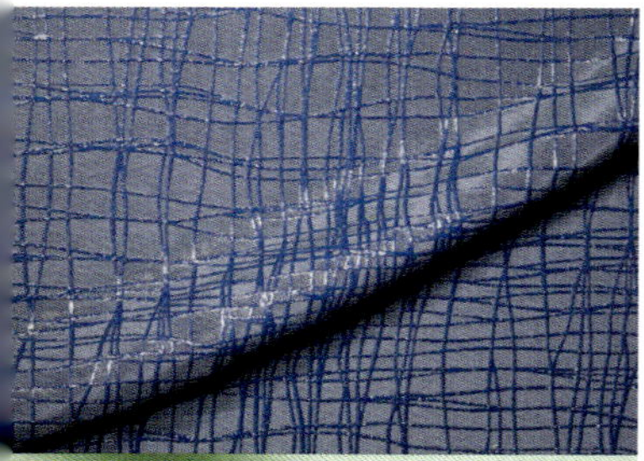

KÜHLGRUNDIG – WARMGRUNDIG

- Kühlgrundige Farben schaffen Distanz und eine kühle, sachliche Atmosphäre. Außerdem wirken sie an Ihnen im positiven Sinne passiv, beruhigend, entspannend und auf Ihre Betrachter erfrischend.

- Warmgrundige Farben schaffen Nähe, lassen Sie zugänglich und freundlich wirken. Außerdem wirken sie aktiv, offen und auf Ihre Betrachter belebend.

FARBKRÄFTIG – FARBREDUZIERT

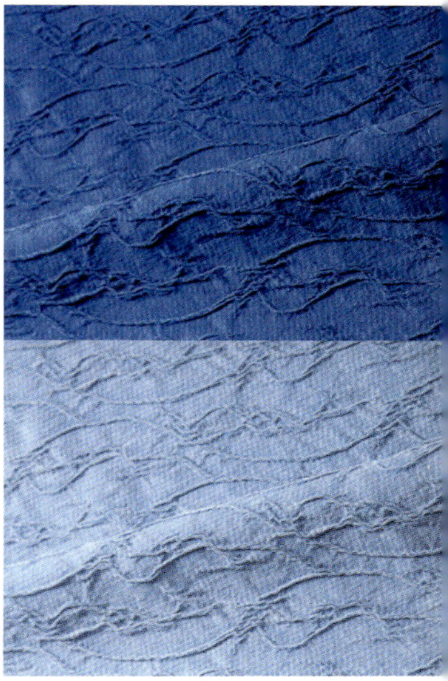

- Farbkräftige Töne können hell oder dunkel sein und können von jedem auf Anhieb gedeutet werden, z. B. die Primärfarben Rot, Gelb und Blau. Sie stehen für Extrovertiertheit und alles, was der Welt und den Menschen zugewandt ist.

- Mit farbreduzierten Tönen entsteht eine subtile Farbästhetik, die besonders gut zu Ihnen passt, wenn Sie unaufdringlich wirken wollen. Mit diesen Tönen bringen Sie Angemessenheit in allen Lebensbereichen zum Ausdruck.

Stoff-Schnuppern

Stoff-Schnuppern ganz spielerisch! Suchen Sie sich spontan alle Stoffe aus, die Ihnen gefallen, zu denen Sie sich hingezogen fühlen – im Idealfall zwischen 10 und 15 Fotos, damit Sie eine aussagekräftige Gewichtung erhalten, welche Materialien und Muster Ihrer Einschätzung nach im Moment zu Ihnen passen.

Auf den vorangehenden Seiten haben Sie sich Stoffe ausgesucht, die Ihnen spontan gefallen haben. Bitte gleichen Sie nun die Nummern auf den Stoffabbildungen mit der ersten Spalte (»Foto Nr.«) der unten stehenden Tabelle ab. Jetzt sehen Sie die Zuordnung von bestimmten Eigenschaften wie z. B. »leicht« oder »weich« zum jeweiligen Stoff. Markieren Sie die »x«, die beim Foto Ihrer Wahl zutreffen. Danach addieren Sie alle »x« pro Eigenschaft von oben nach unten. So erhalten Sie am Ende der

Spalte Ihr Ergebnis und sehen, welche Stoffoberflächen und Muster aktuell zu Ihnen passen. Sie werden wahrscheinlich vier, fünf Schwerpunkte erkennen, beispielsweise bei den Rubriken »griffig«, »matt«, »blickdicht« und »Muster geschwungen«. Besondere Bedeutung erhalten diese, wenn sie nahe an die maximal zu erreichende Punktzahl kommen. Dort haben Sie zur Zeit Ihre Vorlieben und Dominanzen, die zeigen, worauf Sie bei der nächsten Shoppingtour achten können oder nach welchen Gesichtspunkten Sie Ihren Kleiderschrank bestücken!

Foto Nr.	leicht	schwer	weich	griffig	steif	glatt	strukturiert	matt	glänzend	durchscheinend	blickdicht	kühl	warm	farbkräftig	farbreduziert	uni	Muster
1				X			X	X				X	X	X			X
2	X				X				X		X	X			X	X	
3					X	X			X		X	X		X			X
4		X		X				X			X		X		X	X	
5	X		X			X			X	X			X		X		X
6		X		X			X	X			X	X		X		X	
7					X		X				X	X		X			X
8					X		X		X		X		X		X	X	
9	X		X			X			X	X		X			X	X	
10		X		X			X	X			X	X	X	X			X
11	X		X				X	X		X			X	X		X	
12		X		X			X	X			X		X	X		X	
13					X		X	X			X	X		X		X	
14	X		X			X				X			X	X			X
15	X		X			X			X	X		X		X			X
16		X		X			X	X			X		X	X		X	
17		X			X		X		X		X	X			X	X	
18	X		X			X					X		X		X		X
19		X		X			X		X		X	X		X			X
20	X		X				X	X		X			X		X		X
21	X				X	X			X		X	X			X		X
22		X		X			X	X			X		X	X			X
23	X		X			X			X	X			X		X		X
24		X		X			X	X			X	X			X		X
25	X		X			X			X		X		X	X			X
Mögl. Punkte	11	9	9	9	7	9	14	11	11	7	17	13	14	14	11	10	15
Ihr Ergebnis																	

Stoff-Wechsel?

Bei der Kombination und Interpretation aller Merkmale untereinander würden tausende von Möglichkeiten entstehen. Deshalb überlassen wir es Ihnen, sich Ihren höchst persönlichen Stoffmix zusammenzustellen. Damit Sie sich noch besser orientieren können, haben wir die Materialmerkmale aus der Tabelle den gängigen Stilrichtungen Romantisch, Klassisch, Natürlich und Dramatisch zugeordnet: vier Stilrichtungen, vier unterschiedliche Möglichkeiten für Ihre Kleidung und die Präsentation Ihres Typs! Die folgenden Kurzbeschreibungen verdeutlichen, wie die entsprechenden Stoffe, Muster, Farbqualitäten und Strukturen auf den Fotos mit den Stilrichtungen in Zusammenhang stehen:

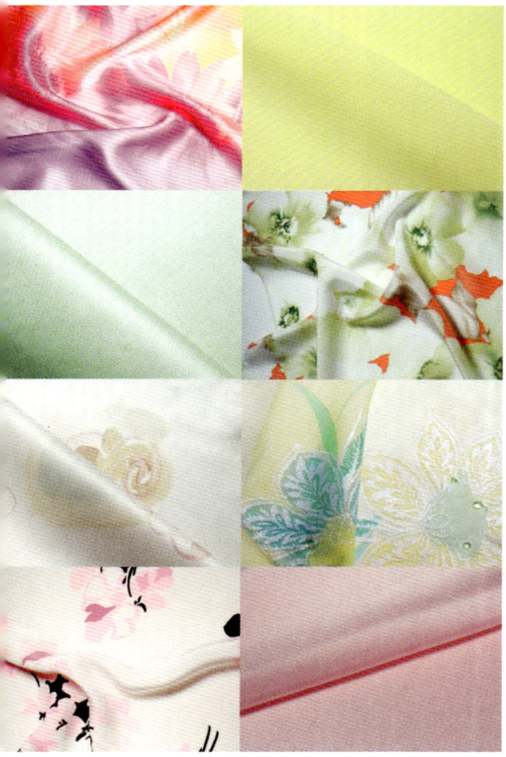

ROMANTISCH

Liegen Ihre Schwerpunkte hauptsächlich in den Rubriken »leicht«, »weich«, »glänzend«, »durchscheinend«, »bunt«, »Muster« oder »warmgrundig«? Dann orientieren Sie sich zukünftig am besten an der romantischen Stilrichtung, die unsere Gefühle anspricht. Ohne Worte entsteht mit entsprechenden Stoffen, Mustern und Texturen ein Stil, der harmonisch, spielerisch und feminin wirkt. Menschen mit vielen romantischen Anteilen wirken warmherzig, weich und zugänglich. Ihre wohlwollenden, sanften und sensiblen Persönlichkeitsanteile wünschen sich einen verbindlichen, rücksichtsvollen Umgang miteinander. Dies machen Sie mit Ihrer Kleidung am leichtesten deutlich, wenn Sie sich für helle, sanfte, klare oder bunte Farben entscheiden; dazu passende Materialien sind leicht bis mittelschwer, eventuell transparent, Ihre Muster geschwungen.

Stoffe, in denen Sie bestens zur Geltung kommen:

Merzerisierte Baumwolle • fließende Baumwoll-Viskose-Mischungen glänzendes, feines Leinen • Georgette • Viskose-Schurwolle-Mischungen feine Baumwoll-Seide-Mischungen • Viskose • Spitze • Toile • Chiffon Krepp • Samt • Organza • Moiré • Jersey • fein Gestricktes.

KLASSISCH

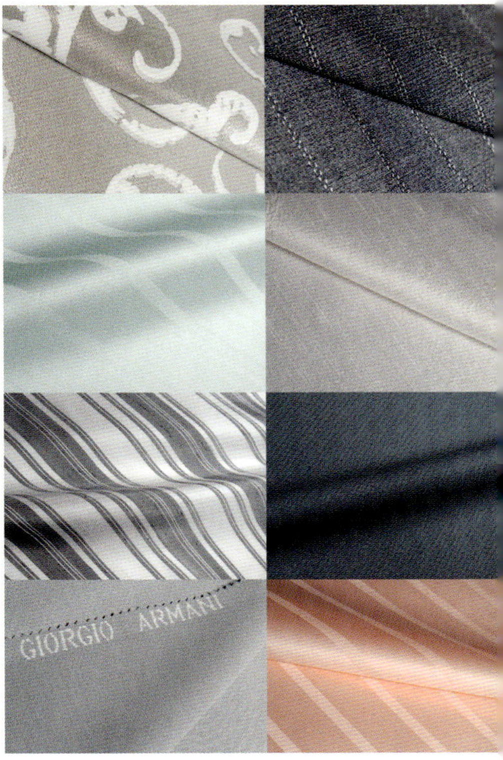

Haben Sie Ihre Schwerpunkte überwiegend bei »steif«, »strukturiert«, »blickdicht«, »matt«, »farbreduziert«, »kühl« oder »uni« gesetzt? Dann orientieren Sie sich zukünftig am besten an der klassischen Stilrichtung, die schlichte Geradlinigkeit vermittelt. Ohne Worte entsteht mit den entsprechenden Stoffen, Mustern und Texturen ein Stil, der dezent und businesslike wirkt. Menschen mit vielen klassischen Anteilen sind kultiviert und dezent, sie planen, analysieren und organisieren gerne. Dies zeigen Sie mit Ihrer Kleidung am deutlichsten, wenn Sie zu kühlen, dezenten oder unbunten Farben greifen und sich für Materialien entscheiden, die mittelschwer, hochwertig, blickdicht und ein wenig steif wirken. Gerade, linierte Muster und Ton-in-Ton-Farbkombinationen verstärken diesen Look noch.

Stoffe, in denen Sie bestens zur Geltung kommen:

Fließende Baumwoll-Viskose-Mischungen • Georgette • feine Baumwoll-Seide-Mischungen • feines, mattes Leinen • Jersey • feine Stretchqualitäten feine Schurwolle • Viskose • Organza • Samt • Moiré.

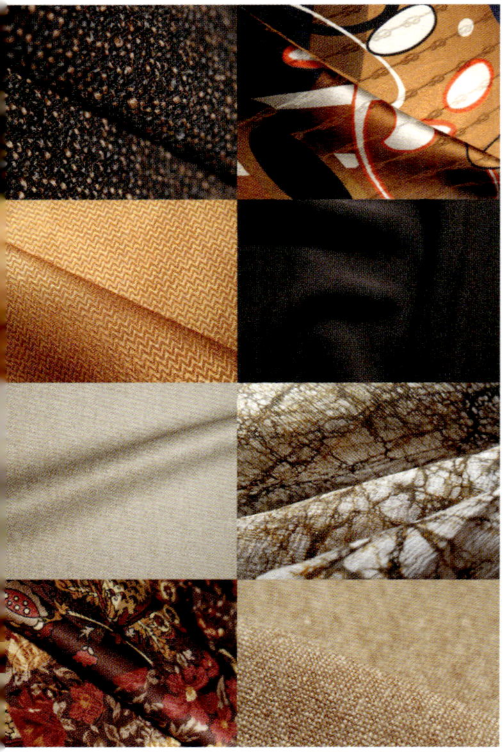

NATÜRLICH

Haben Sie Ihre Schwerpunkte überwiegend in den Rubriken »schwer«, »griffig«, »strukturiert«, »matt«, »blickdicht«, »farbreduziert«, »warm« und evtl. »Muster« gesetzt? Dann orientieren Sie sich zukünftig am besten an der natürlichen Stilrichtung, die unkomplizierte Bodenständigkeit suggeriert. Ohne Worte entsteht mit den entsprechenden Stoffen, Mustern und Texturen ein Stil, der bequem, vielseitig tragbar und lässig wirkt. Menschen mit vielen natürlichen Facetten wirken patent, bodenständig und zuverlässig und machen gerne »Nägel mit Köpfen«. Dies greifen Sie mit Ihrer Kleidung am ehesten auf, wenn Sie zu dezenten oder gedämpft bunten Farben in warmgrundigen Tönen greifen; dazu passen Materialien, die etwas schwerer, gut strukturiert, blickdicht und dabei griffig sind. Sie werden gerne Ton-in-Ton getragen.

Stoffe, in denen Sie bestens zur Geltung kommen:

Gröbere und feinere Leinenstrukturen • Knitterleinen • Flanell • Cord Baumwolle • Wildleder • Jeans-Stoffe • Gestricktes • Tweed • Bouclé Mischgewebe aller Art • Rohseide • matter Samt.

KEIN EINDEUTIGER SCHWERPUNKT ODER DRAMATISCH?

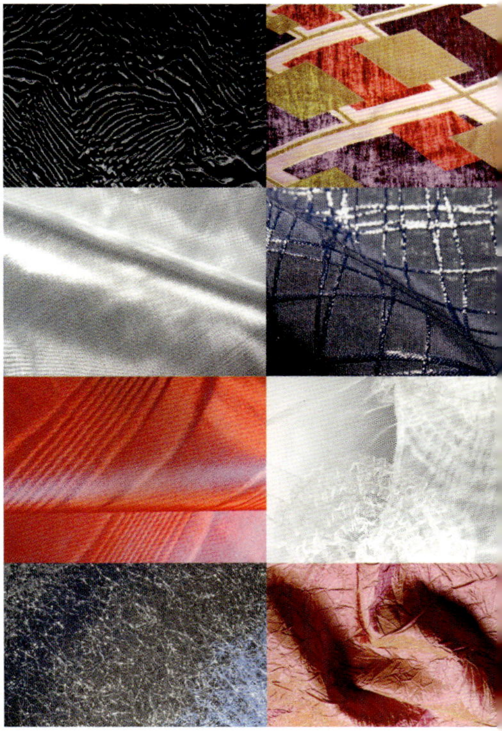

Wenn Sie keine eindeutigen Schwerpunkte ausmachen können und in vielen Spalten bei den jeweils paarigen Begriffen in etwa gleiche Punktzahlen erzielt haben, dann überlegen Sie bitte zuerst, ob Sie mutige Inszenierungen lieben. Wenn dies zutrifft und Sie sich zu der Sorte Mensch zählen, die »einfach anders« sind als andere, dann orientieren Sie sich zukünftig am besten an der dramatischen Stilrichtung, die unkonventionelle Garderobenauftritte liebt. Ohne Worte entsteht mit den entsprechenden Stoffen, Mustern und Texturen ein Stil, der extravagant und eigenwillig anmutet. Menschen mit vielen dramatischen Anteilen sind häufig im positiven Sinne unkonventionell, grenzenlos und erfrischend anders. Sie stellen gerne eingefahrene Routinen infrage und halten damit ihr Leben und das der anderen schwungvoll in Bewegung! Dies vermitteln Sie mit Ihrer Kleidung eindrucksvoll, wenn Sie sich für kräftige, klare Farben entscheiden, oder auch, wenn Sie sich betont nur in unbunten Farben präsentieren; die dazu passenden Materialien werden als spannender Materialmix kombiniert und wirken kontrastreich.

Wenn diese Persönlichkeitsskizze für Sie nicht passt, dann lesen Sie die Kurzbeschreibungen der romantischen, klassischen und natürlichen Stilrichtung und versuchen Sie, dort einen Schwerpunkt für Ihre Stoffe zu entdecken. Sollte Ihnen dies keinerlei klare Orientierung geben, dann empfehlen wir Ihnen: einen Tag verstreichen lassen und noch einmal versuchen – oder eine gute Freundin zu Rate ziehen!

Stoffe, in denen Sie bestens zur Geltung kommen:

Matte Stoffe in unregelmäßigen, unangepassten Optiken • glänzende Stoffe mit interessantem Relief • Satin • Brokat • Lurex • Lamé • Jersey Kammgarn • leicht glänzende Mischgewebe • polierte Baumwollseide Seide • Nappa-Leder • Cashmere.

Effekt-ABC – Wie Sie Stil und Wirkung unter einen Hut bekommen

Sie stehen kurz vor einem vielversprechenden Date, einer Familienfeier oder einer beruflichen Herausforderung und wünschen sich dafür eine bestimmte Wirkung von Ihrem Outfit? Dann versuchen Sie es mit unserem Style Check und setzen Sie beliebig viele Häkchen.

Style Check – Wie möchten Sie wirken?

- ❑ aufgeschlossen
- ❑ ausdauernd
- ❑ dezent
- ❑ diskret
- ❑ distanziert
- ❑ durchsetzungsstark
- ❑ edel
- ❑ elegant
- ❑ erotisch
- ❑ extravagant
- ❑ feminin
- ❑ flexibel
- ❑ freundlich
- ❑ geheimnisvoll
- ❑ humorvoll
- ❑ interessant
- ❑ kommunikativ
- ❑ kompetent
- ❑ kontaktfreudig
- ❑ kontrolliert
- ❑ lebensfroh
- ❑ natürlich
- ❑ naturverbunden
- ❑ offen
- ❑ selbstbewusst
- ❑ seriös
- ❑ sinnlich
- ❑ stabil
- ❑ sympathisch
- ❑ tolerant
- ❑ unabhängig
- ❑ unkompliziert
- ❑ unternehmungslustig
- ❑ verbindlich
- ❑ verführerisch
- ❑ warmherzig
- ❑ weich
- ❑ zielorientiert
- ❑ zuverlässig

Nachstehend geben wir Ihnen viele Stilimpulse entlang der Begriffe des Style Checks. Diese haben zum Ziel, Sie je nach gewünschtem Effekt zu unterstützen. Sie können sich durchaus ergänzen oder aber widersprüchlich erscheinen.

Als Beispiel: Sie haben mit Ihrem ersten Häkchen festgelegt, dass Sie »feminin« wirken möchten. Zu diesem Wunsch erhalten Sie passende Stiltipps. Wenn Sie nun ein zweites Häkchen bei »sinnlich« gesetzt haben, können sich Farben, Stoffe und Accessoires unter Umständen ergänzen. Bitte entscheiden Sie deshalb im Einzelfall selbst, worauf es Ihnen mehr ankommt. »Durchsetzungsstark« und »weich« sind jedoch zwei Begriffe, die stilistisch nicht zusammenkommen – fast wie im richtigen Leben …

Apropos »wie im richtigen Leben«: Auf die richtige Dosis kommt es an! Bitte bedenken Sie: Je mehr Sie über Ihren Außenauftritt versprechen, desto mehr wird erwartet. Versuchen Sie erst gar nicht, die »eierlegende Wollmilchsau« zu spielen, indem Sie zu viel in ein Outfit packen. Weniger ist mehr!

Viel Spaß beim Lesen und viel Erfolg beim Ausprobieren!

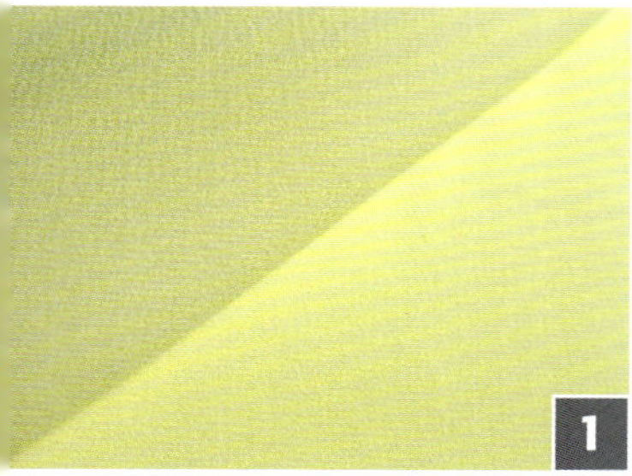
1

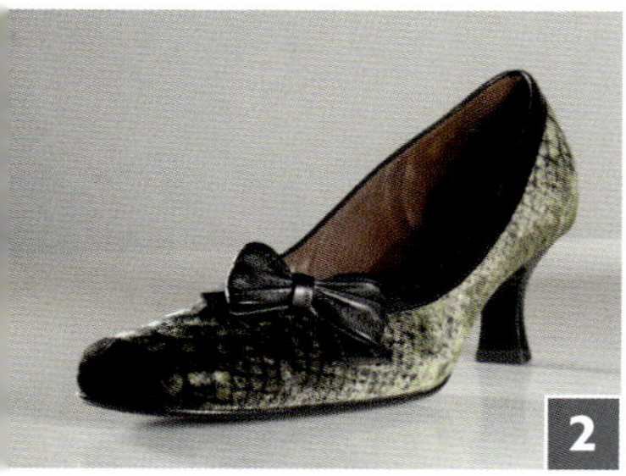
2

AUFGESCHLOSSEN

- Setzen Sie helle Farbakzente mit Ihrer Bluse, Ihrem Shirt oder Ihrem Blazer am Oberkörper, also in Gesichtsnähe. Helle Farben wirken buchstäblich ansprechend und signalisieren Ihrem Gegenüber, dass Sie ihm mit Freundlichkeit und Aufgeschlossenheit begegnen. (1)
- Vermeiden Sie spitze und eckige Accessoires und greifen Sie z. B. zu Schuhen mit runden Schuhkappen, runden Schmuckformen, gerundeten Brillengläsern etc. (2 a, b)

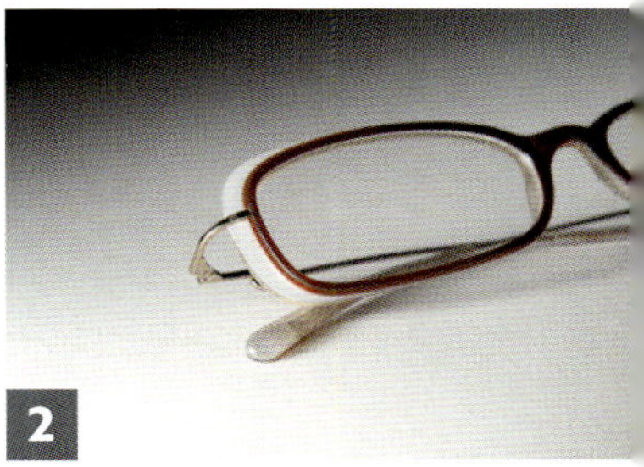
2

- Auch überspitzte Blusenkrägen, starke Schulterpolster und männlich-eckig anmutende Gürtelschließen sind eher kontraproduktiv, weil sie signalisieren: »Vorsicht, Ecken und Kanten!«
- Wenn Sie eine Farbe als Eyecatcher oder Markenzeichen in Ihre Garderobe einbauen möchten, dann eignen sich ebenfalls besonders helle, freundliche Farben und weichere Stoffe mit feinem, leichtem Glanz, um eine Kontakt fördernde Wirkung zu erzielen. Tragen Sie deshalb harmonische oder frische Farbtöne – bevorzugt in Gesichtsnähe! (3)
- Greifen Sie zu helleren Tönen bei Handtasche, Schuhen, Accessoires oder im Bereich Frisur. So wirken Sie, je nach Leuchtgrad, freundlich und aufgeschlossen. (4)

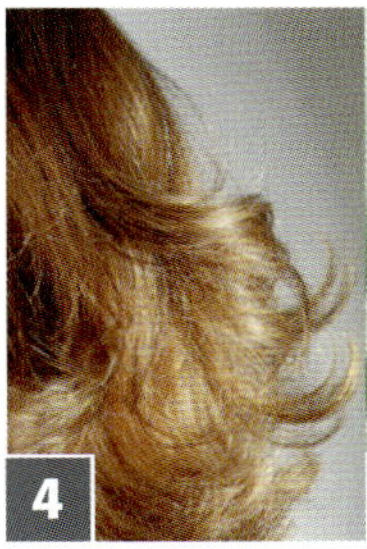
4

3

AUSDAUERND

»Als Kind war ich das, was man ein »Strohfeuer« nennt – und Ausdauer gehörte wirklich nicht zu meinen Kardinaltugenden. Inzwischen bin ich erwachsen und das hat sich gründlich geändert. Leider haben meine Eltern ihre »geistige Festplatte« noch nicht erweitert und ich ärgere mich jedes Mal, wenn sie mich mit einer entsprechenden Bemerkung wieder in die alte Schublade stecken. Wie gelingt es mir, mit meiner Kleidung endlich einmal andere Signale zu senden?« (Nanette)

- Tragen Sie auf zwei Dritteln Ihrer Kleidungsfläche gedämpfte, dunklere Farbtöne in neutralen Grundfarben (z. B. dunkle Brauntöne, dunklere Graubrauntöne, dunklere Blaugrautöne).

Sie transportieren psychologisch die oben genannte Eigenschaft am stärksten.

- Halten Sie Ihr Farbstyling Ton-in-Ton und wählen Sie Stoffe mit viel Relief (d. h. voluminös und »uneben«, wie z. B. Tweed). Diese bieten dem Betrachterauge Tiefe an! Verzichten Sie also besser auf viel Farbe, starke Kontraste und glänzende Stoffe.
- Vermeiden Sie, soweit möglich, übertrieben modisches Styling, großflächige, bunte Muster und »zu viel« in jedem Bereich. Dies lenkt ab von Ihrem herausragenden Pluspunkt: ausdauernd und umsetzungsstark Ihren Weg zum Ziel zu beschreiten.

DEZENT, DISKRET

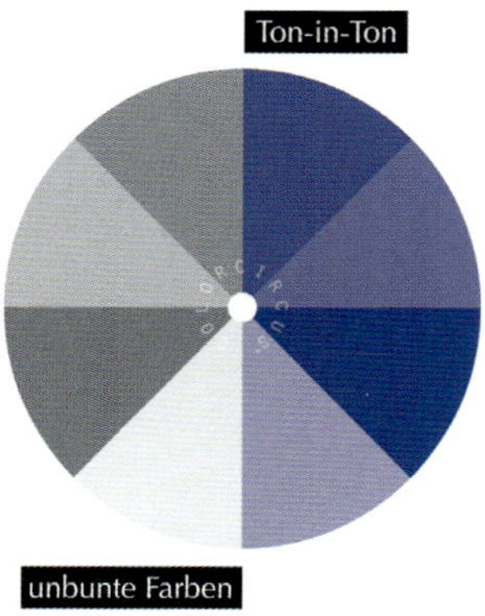

- Ton-in-Ton-Farbkombinationen machen deutlich, dass Sie als Trägerin diskret, ruhig und dezent sind. Ton-in-Ton bedeutet: Mit Ihrer Kleidung halten Sie sich innerhalb einer Farbe auf, spielen aber mit den unterschiedlichsten Zwischentönen (z. B. ein hellblaues Shirt kombiniert mit einem taubenblauen Blazer und einer marineblauen Hose).
- Matte Stoffe und eine klare, schlichte Verarbeitung Ihrer Kleidungsstücke sorgen für einen dezenten, unaufdringlichen Look. Verzichten Sie daher besser auf viel Farbe und Muster, starke Kontraste und glänzende Stoffe.
- Accessoires und Schmuck sollten fein, edel und zurückhaltend wirken. Greifen Sie zu bewährten Formen und Materialien, die auch modern-minimalistisch verarbeitet sein können. (5)

- Ihr Make-up lebt durch perfekte Grundierung, sorgfältiges Abpudern und einen dezenten Rougeton. Achten Sie auch hier darauf, Farbkontraste niedrig zu halten. (6) Tragen Sie Ihr Haar höchstens schulterlang und achten Sie auf einen guten, geordneten Schnitt. Dies unterstützt Ihre diskrete und dezente Wirkung noch. (7)

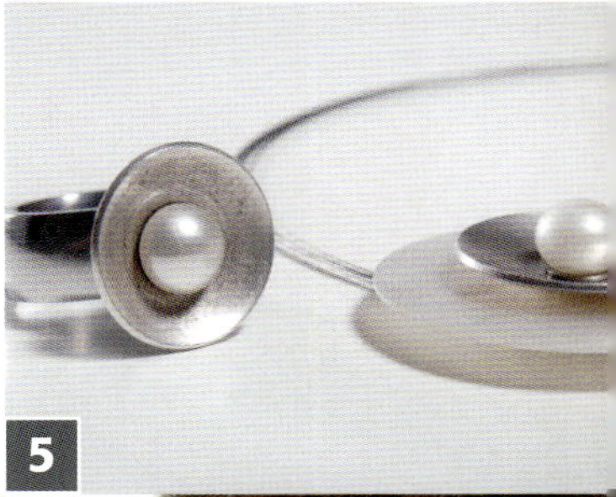
5

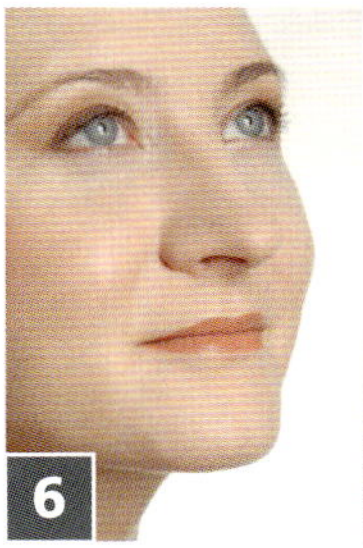
6

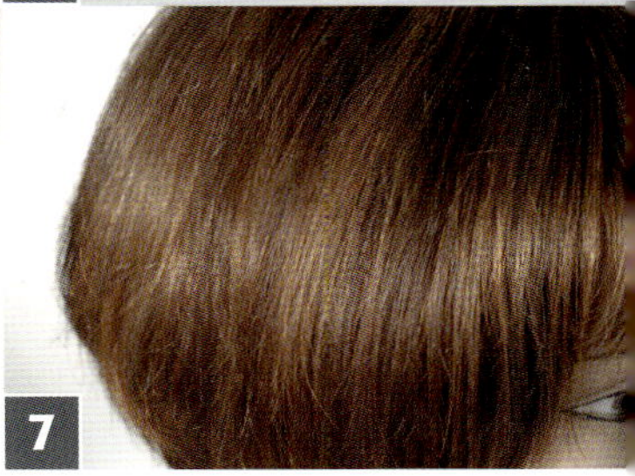
7

DISTANZIERT (SIEHE »GEHEIMNISVOLL«)

DURCHSETZUNGSSTARK

- Tragen Sie auf zwei Dritteln Ihrer Kleidungsfläche klare, unbunte und dunkle Farbtöne wie z. B. Schwarz, Marineblau oder Anthrazit. Sie transportieren farbpsychologisch die oben genannte Eigenschaft am stärksten. (8)
- Setzen Sie klare Kontraste mit hellen und dunklen Farben (z. B. schwarzer Hosenanzug – weiße Bluse) bzw. bunten und unbunten Farben (z. B. schwarzer Hosenanzug – farbige Bluse).
- Verzichten Sie weitgehend auf (geschwungene) Muster und setzen Sie, besonders im Business, stattdessen auf gerade Schnitte in schnörkelloser Verarbeitung und klares, modernes Design bei Ihren Accessoires. (9 a, b)

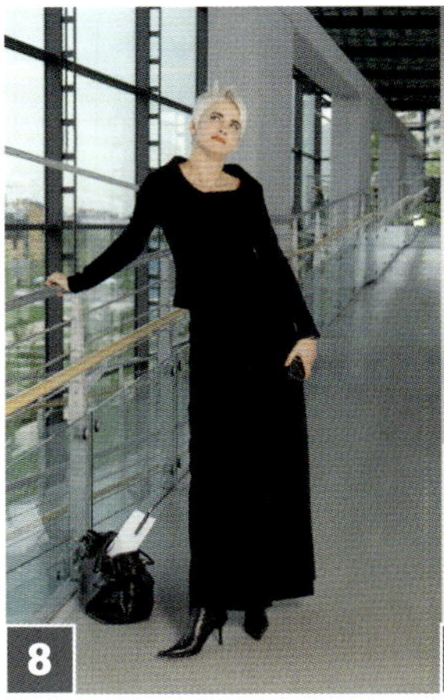
8

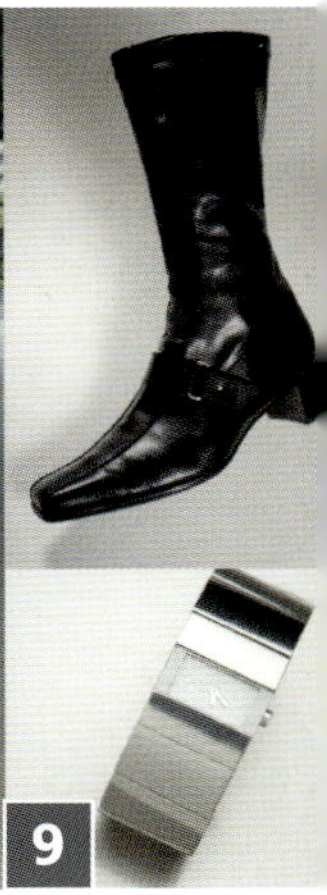
9

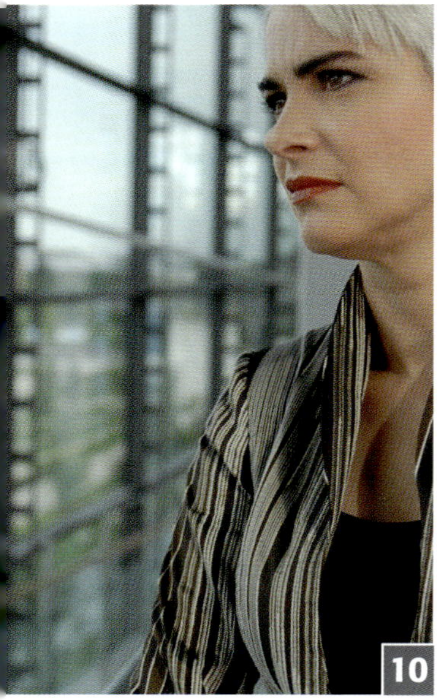

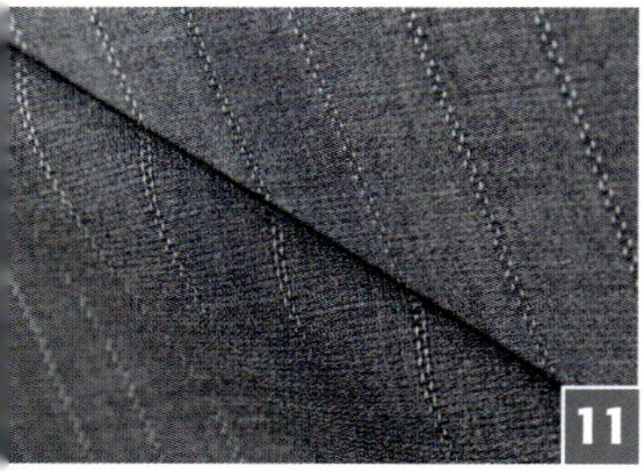

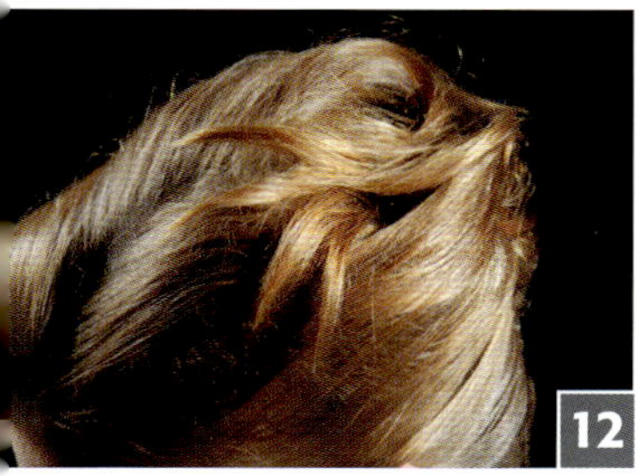

ELEGANT, EDEL

»Ich habe einen tollen Mann kennengelernt, der mich zu einem Kunst- und Kulturwochenende eingeladen hat. Auch tagsüber möchte ich zu diesem Anlass nicht in Jeans und Pulli aufkreuzen, weil ich zum Ausdruck bringen möchte, dass mir an einem kultivierten Umgang miteinander viel liegt – und mir mein eigener Wert durchaus bewusst ist. Wie kann mich mein Outfit dabei unterstützen?« (Regina)

- Greifen Sie bei Ihren Basics zu kühlen Farbtönen wie z. B. Silbergrau, Schwarz oder raffinierten Zwischenfarben wie z. B. Graublau, Taupe, Crème, Graubeige, Steingrau oder Braun-Rosé, die in dezenter Abwechslung getragen werden. (10)
- Meiden Sie starke Farbkontraste und tragen Sie besser Ton-in-Ton-Farbkombinationen. Dies bedeutet: Mit Ihrer Kleidung halten Sie sich innerhalb einer Farbe auf, spielen aber mit den unterschiedlichsten Zwischentönen (z. B. ein hellblaues Shirt kombiniert mit einem taubenblauen Blazer und einer marineblauen Hose). (11)
- Feine, glatte, edle Stoffe geben Ihnen eine elegante Nuance und machen deutlich, worauf es Ihnen ankommt: Niveau und Stil! Feiner Glanz verstärkt diesen Effekt noch mehr.
- Accessoires und Schmuck sollten fein und wertvoll wirken. Aber Vorsicht, übertreiben Sie es nicht (z. B. beim ersten Date), sonst könnte Ihr Gegenüber leicht auf den Gedanken kommen: »Diese Frau wird teuer!«

- Ihr Make-up lebt durch perfekte Grundierung, sorgfältiges Abpudern und einen dezenten Rougeton. Achten Sie auch hier darauf, Farbkontraste niedrig zu halten.
- Wenn es Ihre Haare erlauben, dann tragen Sie diese als Hochsteckfrisur: Damit wirken Sie exquisit, geschmackvoll und sehr elegant! (12)

EROTISCH

»Nach der Geburt unserer beiden Kinder bin ich im Lauf der Jahre zum ›Muttertier‹ mutiert und beobachte, dass sich mein Mann neuerdings gerne nach anderen Frauen umdreht. Das versetzt mir jedes Mal einen Stich. Natürlich betont er immer wieder, dass er mich immer noch genauso attraktiv findet. Ich selbst finde mich allerdings irgendwie zu wenig erotisch, besonders dann, wenn wir abends tanzen gehen oder er mich mal schick zum Essen ausführt. In kurzen Worten: Ich habe Handlungsbedarf!« (Katja)

- Auffallende, glänzende Stoffe mit interessantem Muster transportieren Erotik wunderbar und präsentieren Sie bestens! (13 a, b)
- Bitte Vorsicht mit allzu plakativen »Sexy Things« wie Leopardendruck, roten High Heels, Super-Minirock, Lackgürtel, großen Kreolen oder dekorierten überlangen Fingernägeln! Bitte nur sparsam und gekonnt einsetzen, damit die gewünschte Wirkung nicht ins Gegenteil umschlägt.
- Tragen Sie Samt oder Satin in dunklen, tiefen Rottönen oder in Schwarz. Beides wirkt erotisch und sinnlich. Wichtig dabei ist: Beachten Sie Anlass und Tageszeit! Greifen Sie zu körperbetonter Kleidung –

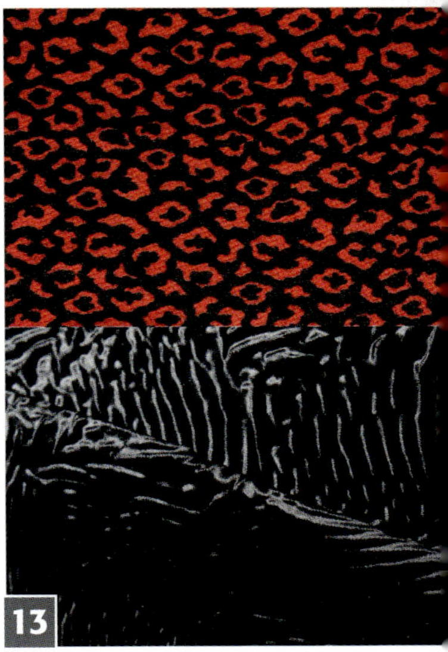

13

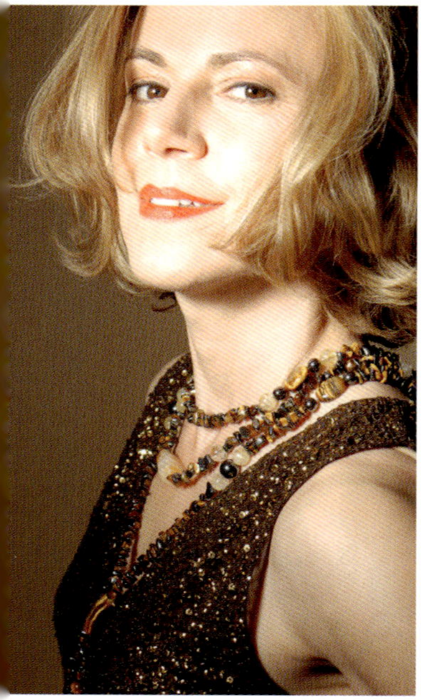

gerne auch Röcken und Kleidern – und präsentieren Sie Ihr schönes Dekolleté.

- Zeigen Sie Ihren Nacken und stecken Sie Ihre Haare hoch! Bei jüngeren Frauen wirken auch lange, offene Haare verführerisch.
- Hell-Dunkel-Kontraste in Ihrem Make-up lassen Sie verführerisch wirken. Betonen Sie Ihre erotische Wirkung, setzen Sie passend zum Anlass glamouröse Glanzpunkte auf Lidern und Lippen.

EXTRAVAGANT (SIEHE »INTERESSANT«)

FEMININ

- Sanfte Rosé- oder Apricottöne in feinen, glatten und fließenden Stoffen machen diese Eigenschaft auch in Ihrer Kleidung sichtbar. (14)
- Bevorzugen Sie figurbetonte, weich fallende Kleidung – gerne auch Röcke und Kleider – in feinen, zarten oder glänzenden Stoffen.
- Helle Basisfarben in neutralen Naturtönen, die Sie Ton-in-Ton kombinieren, bringen dies ebenfalls zum Ausdruck.
- Versuchen Sie es mit Locken oder weichen Wellen in Ihrem Frisurenstyling. Auch duftende, glänzende Haare wirken weich und weiblich. (16)
- Greifen Sie zu Lidschatten und Lippenstiften in weichen, helleren Pastelltönen, die perlmuttfarben schimmern. (15)

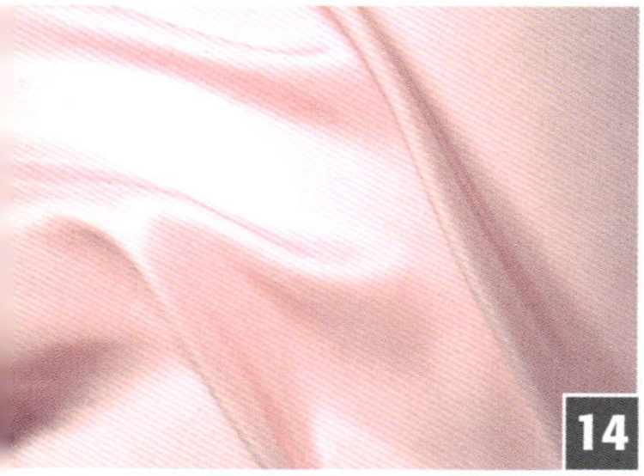
14

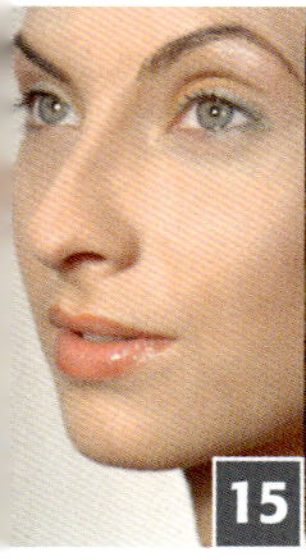
15

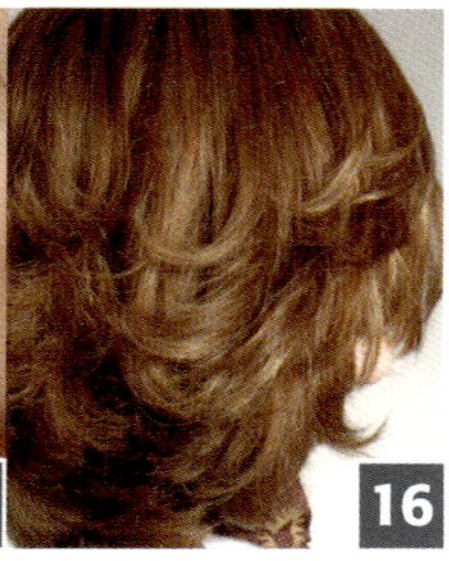
16

FLEXIBEL

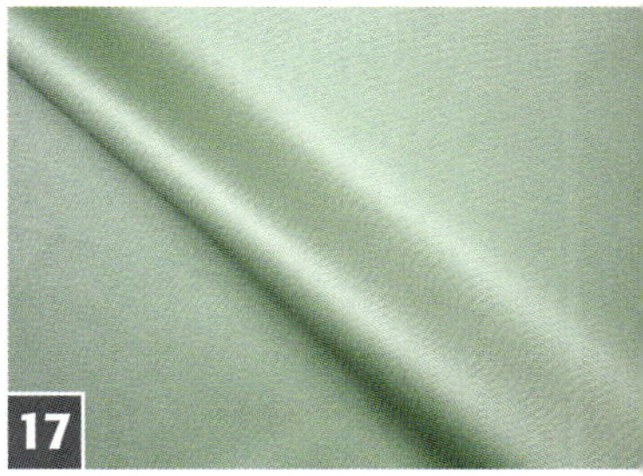
17

- Setzen Sie helle, frische Farbakzente im Blusen- und/oder Blazerbereich, am besten Ton-in-Ton. Helle Farben wirken ansprechend, frische Farben zusätzlich belebend und kreativ. Sie signalisieren Ihrem Gegenüber, dass Sie viel Flexibilität und frische Perspektiven mitbringen. (17)

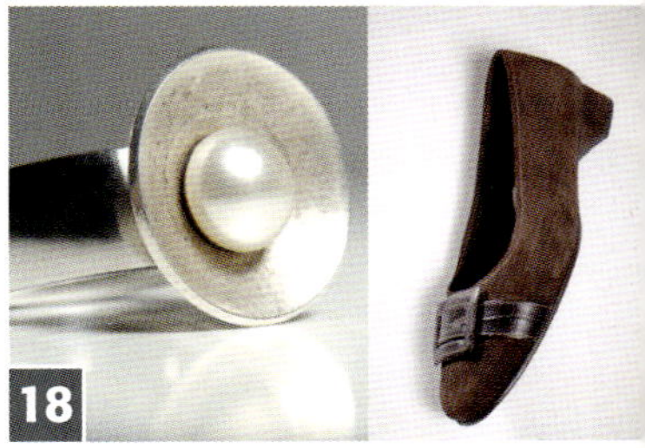
18

- Vermeiden Sie spitze und eckige Accessoires und greifen Sie z. B. zu Schuhen mit runden Schuhkappen, gerundeten Brillengläsern und Schmuckformen etc. (18 a, b)
- Auch überspitzte Blusenkrägen und männlich-eckige Gürtelschließen wirken kontraproduktiv, denn sie vermitteln: »Vorsicht, Widerstände und Hindernisse!«
- Spielen Sie mit harmonischen, großzügigen Mustern, die sich nicht in den Vordergrund drängen. Weichere Stoffe, hellere Farbnuancen oder leichter Glanz verstärken diese Wirkung noch.

FREUNDLICH

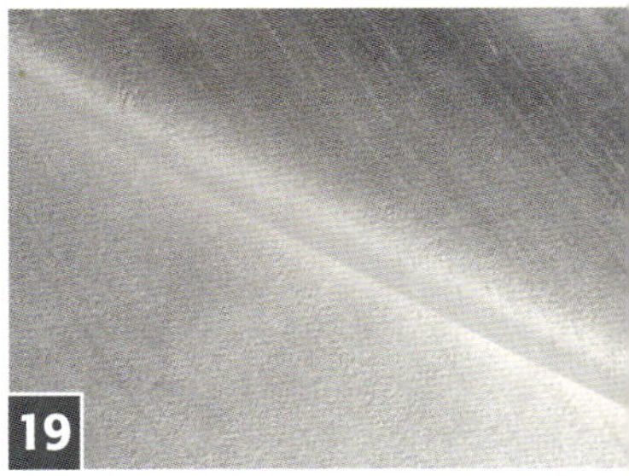
19

- Setzen Sie in Gesichtsnähe helle Farbakzente (z. B. bei Bluse, Shirt oder Blazer, mit Ihrer Haarfarbe oder Ihrem Make-up). Helle Farben wirken immer zugänglich und extrovertiert. Sie signalisieren Ihrem Gegenüber: Hier ist mit einem »offenen Ohr« und Gesprächsbereitschaft zu rechnen! (19)

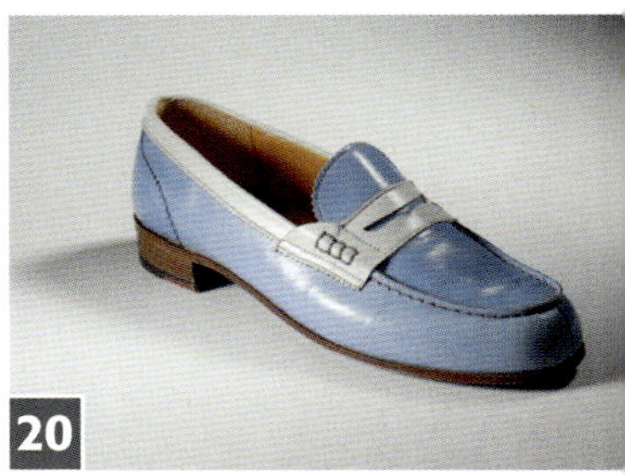
20

- Vermeiden Sie spitze und eckige Accessoires und greifen Sie z. B. zu Schuhen mit runden Schuhkappen, runden Schmuck-, Uhren- oder Brillenformen sowie geschwungenen Mustern. (20) Auch überspitzte Blusenkrägen, spitze Revers oder männlich-eckige Gürtelschließen wirken kontraproduktiv.

- Wählen Sie weichere, griffige Materialien mit feinem, leichtem Glanz und bevorzugen Sie lässige, unkomplizierte Schnitte und Verarbeitungen. Damit erzielen Sie eine harmonische, Kontakt fördernde Wirkung.

GEHEIMNISVOLL

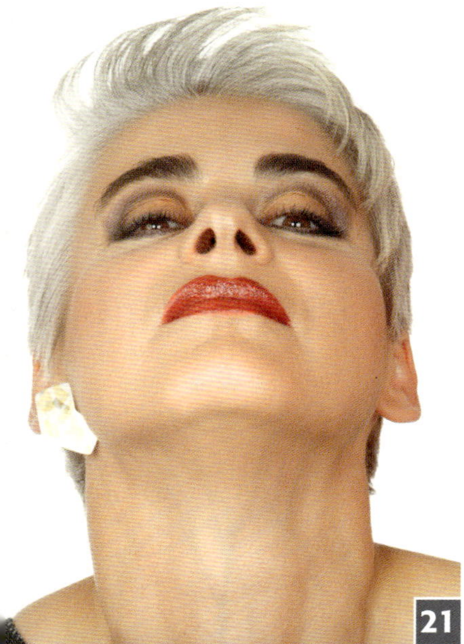

21

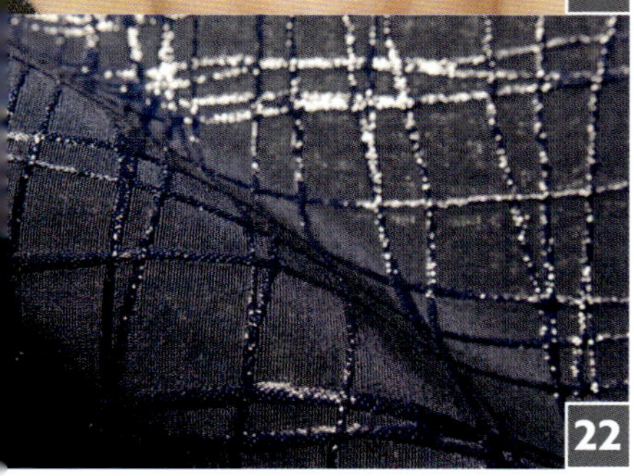

22

- Greifen Sie zu sehr dunklen, neutralen Farbtönen. Diese wirken distanziert, elegant und souverän.
- Tragen Sie kühle Farben wie Anthrazit, dunklere Grautöne oder sehr dunkle Blautöne (»Mitternachtsblau«). Auch Schwarz signalisiert: Hier ist mit Distanz und »Magie« zu rechnen!
- Raschelnde Stoffe spiegeln Ihre charismatische Seite wider. Achten Sie außerdem auf ungewöhnliche Materialien, die erst auf den zweiten Blick wirken. (22)
- Gestalten Sie Ihr Make-up mit eindeutigen Hell-Dunkel-Kontrasten im Augenbereich. Setzen Sie einen extremen Lippenstiftton wie z.B. Dunkelbraun, Rubinrot oder Dunkellila dagegen. Dies wirkt zusammen sehr extravagant, glamourös und geheimnisvoll. Wichtig ist nur, Tageszeit und Anlass zu berücksichtigen! (21)

HUMORVOLL

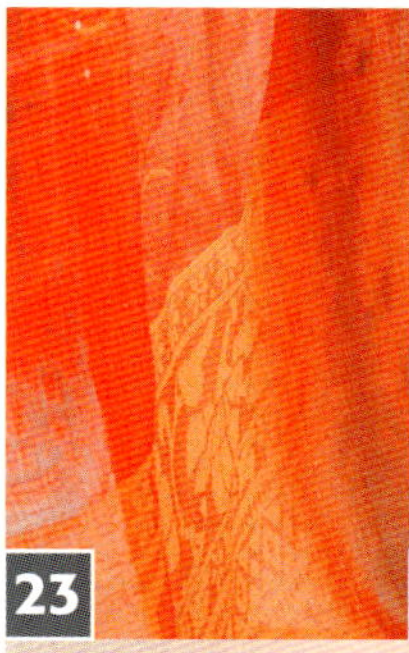
23

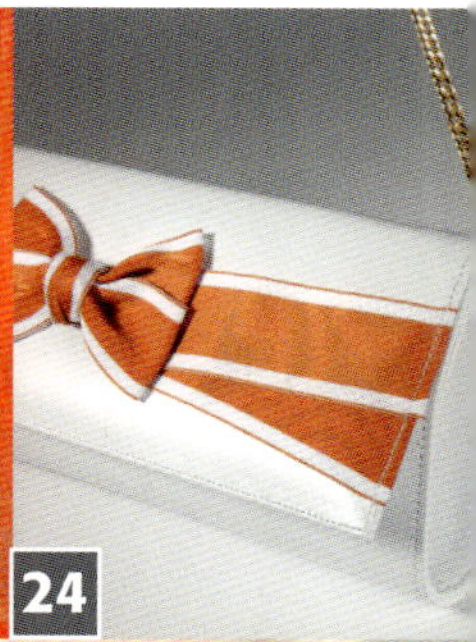
24

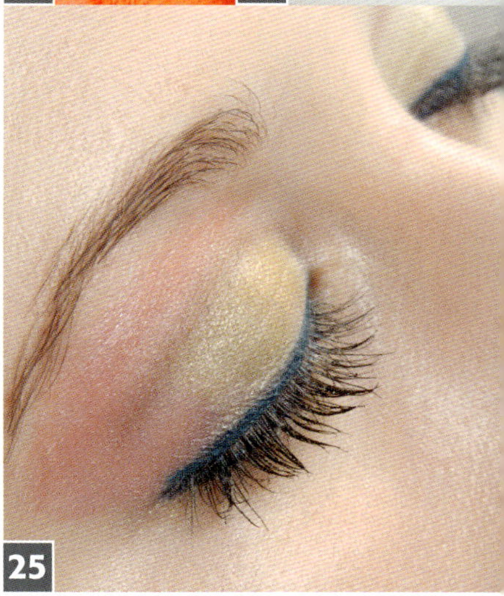
25

- Wählen Sie lebendige, helle, frische und bunte Farbtöne mit viel Strahlkraft. (23)
- Auch Farbkontraste und Muster zeigen, je nach Intensität und Fläche, dass Sie eine lebensfrohe, witzige Seite haben!
- Accessoires (ein buntes Tuch, ein farbiger Regenschirm, ein Hut, bunte Handschuhe …), Schuhe, Schmuck und Hairstyling eignen sich für das »gewisse Etwas«, das zeigt: Sie heben sich ab von der Masse und möchten im Detail witzig und unangepasst wirken. (24) Farbkontraste in Ihrem Make-up lassen Sie lebendig und strahlend wirken. Betonen Sie Ihre humorvolle Seite hier mit einem farblichen Eyecatcher, der »knackig« wirkt: Kajal, Rouge, Lidschatten oder Lippenstift sind bestens dafür geeignet. (25)

INTERESSANT

»Ich fühle mich oft wie eine graue Maus, obwohl hinter meiner (zugegeben tatsächlich ein wenig uninteressanten) optischen Fassade eine interessante Person nur darauf wartet, von anderen entdeckt zu werden. In meiner Freizeit nehme ich z. B. Schauspielunterricht, tanze Tango und spiele Saxophon in einer Band. Eigentlich sollte man meinen, dass ich keine Probleme damit habe, interessante Menschen kennenzulernen. Als neulich mein Tangopartner in einem Nebensatz sagte, dass er mich sehr interessant findet, ich aber oft so ›trutschig‹ daherkomme, da hat es plötzlich Klick gemacht! Wie kann ich diesen Zustand schnellstmöglich ändern?« (Karina)

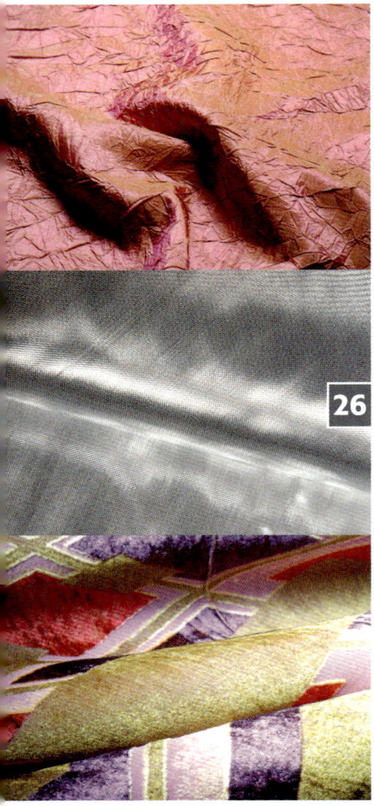
26

- Sie denken quer und nehmen gerne konträre Standpunkte ein? Mit Farben, die »aus der Reihe tanzen«, ein wenig exotisch oder theatralisch wirken, zeigen Sie Ihre Lust an der Inszenierung und am Anderssein! Greifen Sie bewusst zu Farbtönen, die momentan nicht in Mode sind. Damit signalisieren Sie: »Ich bin anders als die anderen und schwimme gegen den Strom!«
- Setzen Sie bewusst unregelmäßig strukturierte Stoffe in Ihrer Garderobe ein und arbeiten Sie mit geknitterten oder changierenden Materialien. (26 a, b, c) So wirken Sie im positiven Sinn provokant und interessant. Auch kontrastreiche Muster und asymmetrische Schnitte sind gut geeignet, um Sie interessant erscheinen zu lassen.
- Gestalten Sie Ihr Make-up mit eindeutigen Hell-Dunkel-Kontrasten im Augenbereich. Setzen Sie einen extremen Lippenstiftton wie z. B. Dunkelbraun, Rubinrot oder Dunkellila dagegen. Dies wirkt zusammen sehr extravagant, glamourös und geheimnisvoll. Tageszeit und Anlass bitte immer mitberücksichtigen!

KONTAKTFREUDIG

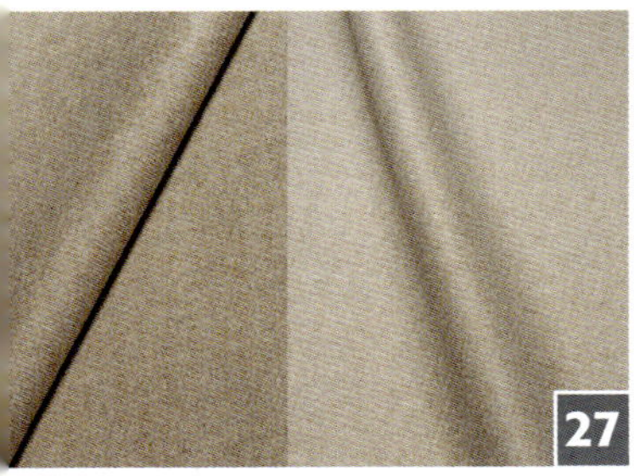
27

- Helle, neutrale Basisfarben (z. B. Camel, Beige, Hellgrau und alle anderen hellen Naturtöne) bringen bestens zum Ausdruck, dass Sie extrovertiert sind. Sie signalisieren Ihrem Gegenüber: Kontakt ausdrücklich erwünscht! (27)

- Sie können aber auch einen frischen, freundlichen Farbakzent im Blusen-, Shirt- oder Blazerbereich setzen und ein weiches Tuch Ton-in-Ton dazu tragen (z. B. hellblaue Bluse – mittelblaues Tuch mit geschwungenem Muster).
- Griffige, weichere Materialien transportieren, dass Sie »nicht beißen« und man auf Sie zugehen kann, denn diese wirken zugänglich und ansprechbar. (28)
- Vermeiden Sie spitze, eckige Accessoires und starke Kontraste: Greifen Sie z. B. zu Schuhen mit runden Schuhkappen, runden Schmuck- und Brillenformen, geschwungenen, harmonischen Mustern. (29)

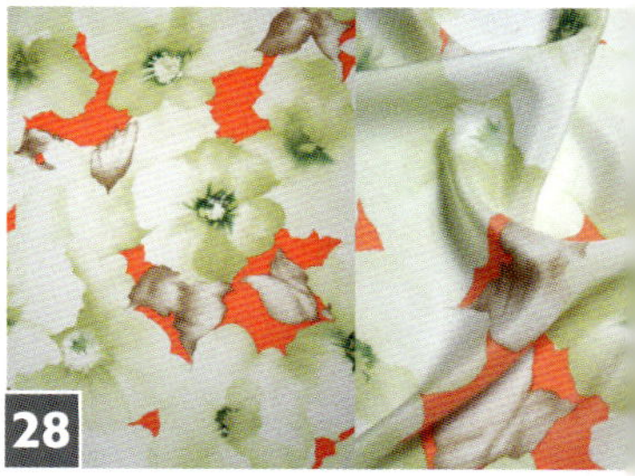
28

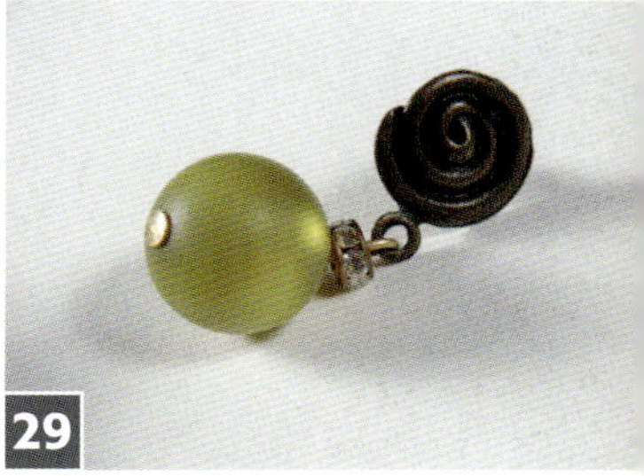
29

KOMMUNIKATIV

- In Ihrer Kleidung spiegeln Sie dies, wenn Sie zu luftigen und schwingenden Stoffen greifen, die gerne auch bunt oder gemustert sein dürfen.
- Greifen Sie zu hellen, frischen oder zarten Farben. Je nach Leuchtgrad wirken Sie damit auf andere offen, zugänglich und freundlich.
- Betonen Sie Ihren Mund beim Make-up-Styling, denn Kommunikation entsteht auch mit Worten! Wählen Sie Ihren Lippenstift in freundlichen, helleren Farbtönen aus. (30)
- Greifen Sie zu helleren, warmgrundigen Farbtönen. (31) Diese wirken extrovertiert, zugänglich und signalisieren: »Sprich mich an, ich bin offen für ein Gespräch!«

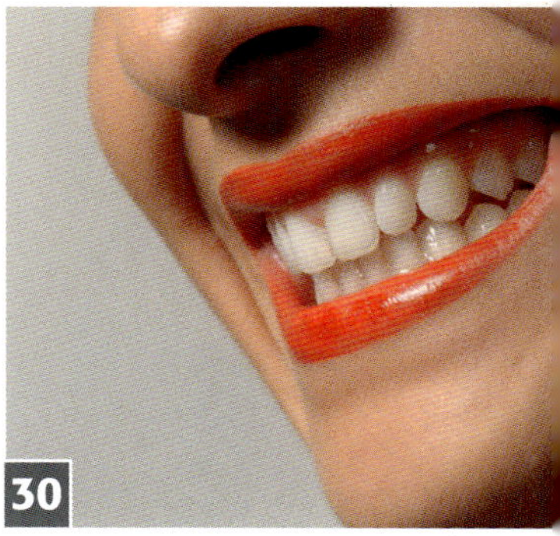
30

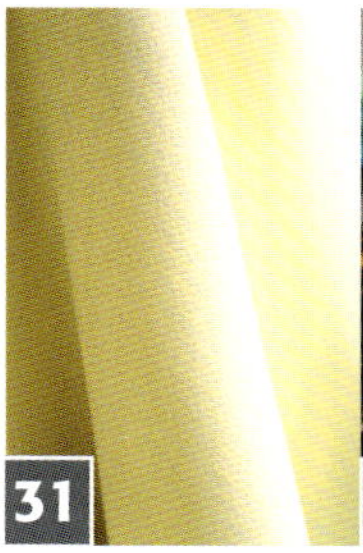
31

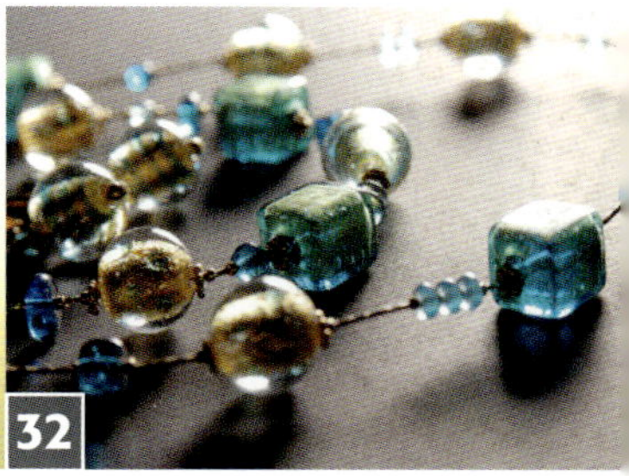
32

- Versuchen Sie es mit einem ungewöhnlichen Accessoire oder einem Schmuckstück, das Ihr Gegenüber sofort bemerkt – und Sie darauf anspricht. (32) So kommen Sie leicht ins Gespräch!

KOMPETENT (SIEHE »SERIÖS«)

KONTROLLIERT

33

- Tragen Sie auf zwei Dritteln Ihrer Kleidungsfläche neutrale, dunklere Grau- oder Blautöne. (33 a, b) Farbpsychologisch transportieren diese die oben genannte Eigenschaft am stärksten und bringen zudem zum Ausdruck, dass Sie Distanz wünschen.
- Achten Sie auf gediegene, hochwertige Stoffe und zeitlose, gerade Schnitte: Sie vermitteln geradliniges, angemessenes Auftreten.
- Verzichten Sie auf übertrieben modisches Styling, großflächige, bunte Muster und »zu viel« in jedem Bereich. Dies lenkt ab von dem, was Sie sagen möchten, und Ihrer angemessenen, zurückhaltenden Art.

LEBENSFROH (SIEHE »HUMORVOLL«)

NATURVERBUNDEN, NATÜRLICH

- Sie schöpfen neue Kraft aus der Natur? In naturnahen Stoffen (z. B. gröbere oder feinere Leinenstrukturen, Baumwolle, Jeans), die Sie Ton-in-Ton tragen, wirken Sie naturverbunden und ganz natürlich! (34)

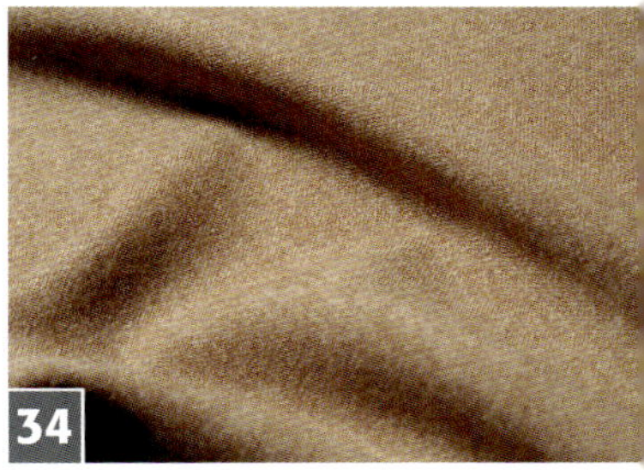
34

- Ihre natürlichen und ungezwungenen Facetten zeigen Sie am besten über griffige, weiche Stoffe. Achten Sie außerdem auf bequeme, lässige Schnitte, die Sie nicht einengen und die vielseitig einsetzbar sind.
- Lippenstift und Lidschattentöne im Beige- und Braunbereich erzeugen einen sehr natürlichen Eindruck. Bitte bedenken Sie, dass Ihnen diese Farben ggf. Vitalität und Frische aus dem Gesicht nehmen können.

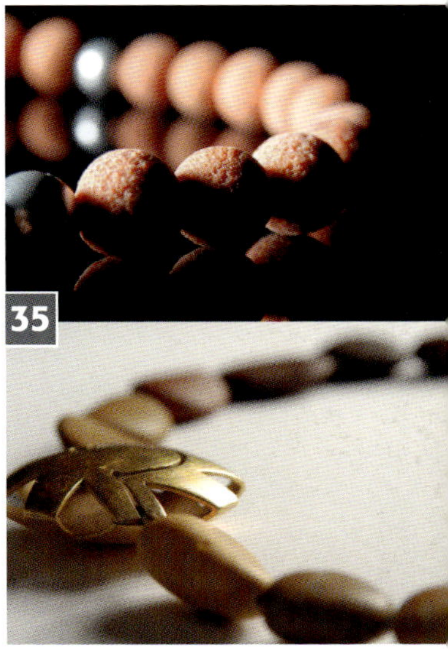
35

- Wussten Sie, dass Einfarbigkeit im Haarbereich einen harmonischen, natürlichen Eindruck beim Gegenüber hinterlässt? Verzichten Sie deshalb auf plakative Strähnchen oder augenfällige Rot- und Blondtöne und achten Sie darauf, dass Ihre Haare höchstens wirken wie »von der Sonne geküsst«.
- Lässig, solide, multifunktional – so wirken Ihr Schmuck und Ihre Accessoires: Die Materialien sind natürlich und am liebsten matt, die Formen bewegen sich im schlichten, klaren Rahmen. Die beste Investition sind qualitativ gute Stücke, denen man ihren Wert ansieht, die jedoch nicht plakativ und protzig wirken. Auch Modeschmuck in ausgewählten Naturmaterialien wie z. B. Elfenbein, Rosenholz oder ein seltener Halbedelstein etc. fallen in diese Kategorie. (35 a, b)

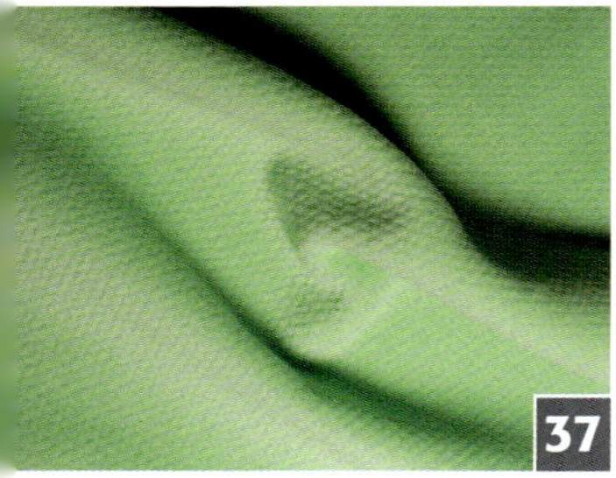

OFFEN

- Machen Sie diese Eigenschaften in Ihrer Kleidung sichtbar und greifen Sie zu lebendigen, freundlichen, hellen Farbtönen. (36)
- Sie sind offen und tolerant in der Betrachtung von Situationen oder Menschen? Dann spielen Sie in Ihrer Garderobe mit harmonischen, großzügigen Mustern, die sich jedoch nicht in den Vordergrund drängen.
- Sie wollen zum Ausdruck bringen, dass Ihnen viel an einer freundlichen, aufgeschlossenen Atmosphäre liegt? Bauen Sie einen hellen bis mittleren Grünton in einem weichen, flauschigen oder kuscheligen Stoff in Ihre Kleidung ein. (37)
- Greifen Sie zu weich fallender, »beweglicher« Kleidung in mittelschweren Stoffen. All dies wirkt aufgeschlossen und offen auf Ihr Gegenüber.

SELBSTBEWUSST

»Selbstbewusstsein entsteht nicht einfach dadurch, dass man so tut, als ob. In den letzten Jahren bin ich aber in diesem Punkt gereift wie ein guter Wein und kann heute sagen, dass ich beruflich und privat ein gutes Standing habe. Meinen Alltag bestreite ich souverän, allerdings hinkt mein Äußeres meinem Inneren hinterher. Das möchte ich jetzt ändern!« (Karola)

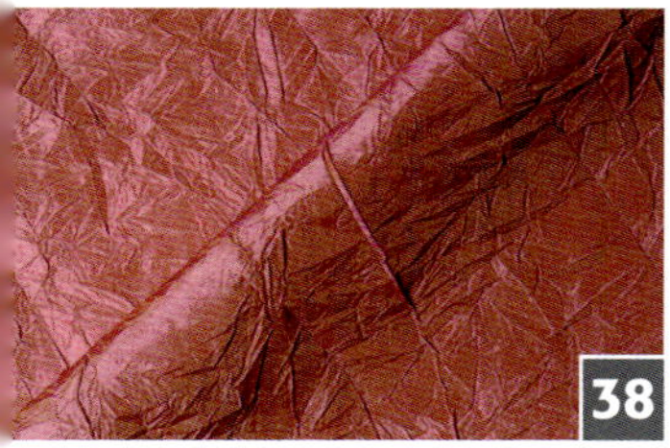

- Sie haben Freude daran, sich und Ihren Auftritt zu inszenieren und alle Blicke auf sich zu richten? Auffallende, glänzende Stoffe mit interessantem Relief transportieren dies wunderbar und präsentieren Ihr natürliches Selbstbewusstsein bestens! (38)

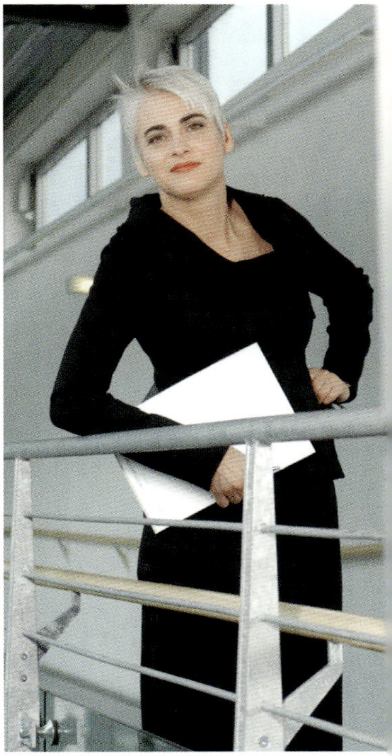

- Sichtbar unabhängig und selbstbewusst wirken Sie, wenn Sie dunkle, unbunte Farbtöne als Basisgarderobe einsetzen. Dazu kombinieren Sie raschelnde, steife Stoffe oder ein geometrisches Muster.
- Greifen Sie zu Kleidungsstücken, die gerade geschnitten und schnörkellos verarbeitet sind. Auch asymmetrische Schnitte oder Kragenformen sind ganz Ihr Stil, denn sie signalisieren: »Ich bin anders als die anderen und schwimme gegen den Strom!«
- Ein moderner, stirnfrei getragener Kurzhaarschnitt, bei dem Sie buchstäblich »Profil und Stirn zeigen« oder straff aus dem Gesicht gekämmtes und nach hinten gezogenes Haar lassen Sie selbstbewusst wirken. Wenn Sie zusätzlich noch einen ungewöhnlichen Farbton (sehr dunkel, sehr hell, sehr rot …) wählen, ist die Botschaft perfekt.

SERIÖS

39

- Tragen Sie als Basisfarbe auf zwei Dritteln Ihrer Kleidungsfläche Grautöne oder dunklere Blautöne. Sie transportieren psychologisch die oben genannte Eigenschaft am stärksten und wirken damit vertrauensbildend. (39 a, b)
- Achten Sie auf gediegene, qualitativ gute Stoffe und zeitlose Schnitte, sie vermitteln Ihren soliden, ernst zu nehmenden Wesenskern bestens.
- Vermeiden Sie übertrieben modisches Styling, großflächige, bunte Muster und »zu viel« in jedem Bereich. Dies lenkt ab von dem, was Sie sagen möchten, und Ihren sachlichen Argumenten.

SINNLICH (SIEHE »EROTISCH«)

STABIL

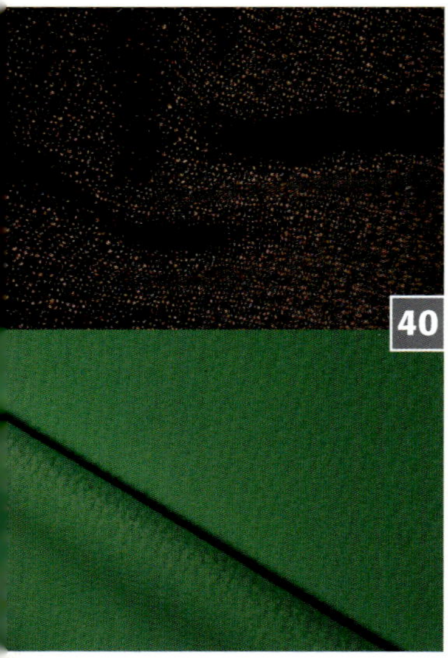
40

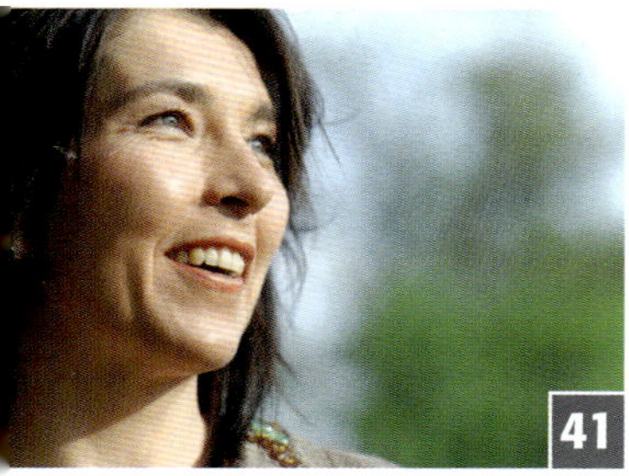
41

- Sie sind ein stabiler Fels in der Brandung und begegnen den Stürmen des Lebens ruhig und gelassen? Diese Pluspunkte zeigen Sie am allerbesten in dunkleren, gedämpften Farben wie z. B. Dunkelbraun, Dunkelgrün oder Dunkelgrau. (40 a, b)
- Halten Sie Ihr Farbstyling Ton-in-Ton. Dies bedeutet: Mit Ihrer Kleidung halten Sie sich innerhalb einer Farbe auf, spielen aber mit den unterschiedlichsten Zwischentönen (z. B. ein hellgrünes Shirt kombiniert mit einem grünblauen Blazer und einem dunkelgrünen Rock).
- Greifen Sie zu »rustikaleren«, natürlichen Stoffen mit viel Relief (d. h. voluminös und »uneben«, wie z. B. Tweed).
- Wussten Sie, dass Einfarbigkeit im Haarbereich einen harmonischen, in sich ruhenden Eindruck beim Gegenüber hinterlässt? Verzichten Sie deshalb evtl. auf Strähnchen oder »laute« Haarfarben, wenn Sie gelassen und stabil wirken möchten. (41)

SYMPATHISCH (SIEHE »WARMHERZIG«)

TOLERANT (SIEHE »OFFEN«)

UNABHÄNGIG (SIEHE »SELBSTBEWUSST«)

UNKOMPLIZIERT (SIEHE »STABIL«)
UNTERNEHMUNGSLUSTIG (SIEHE »HUMORVOLL«)

VERBINDLICH

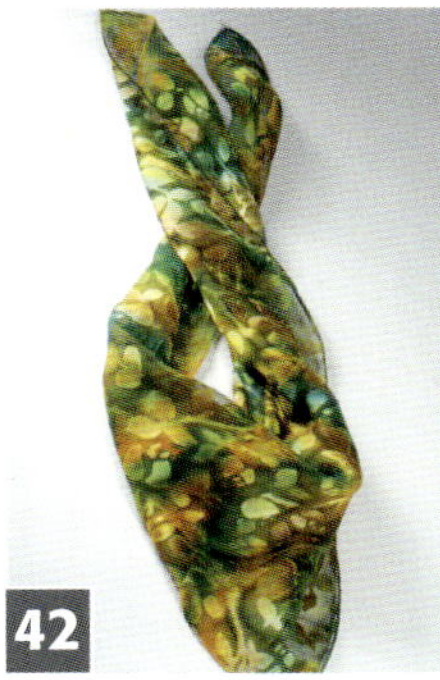
42

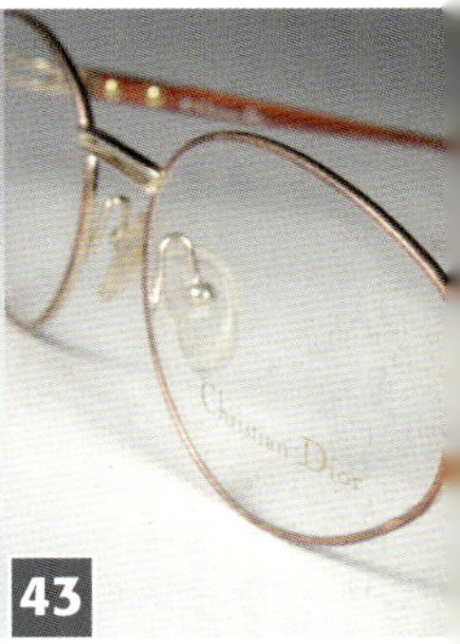
43

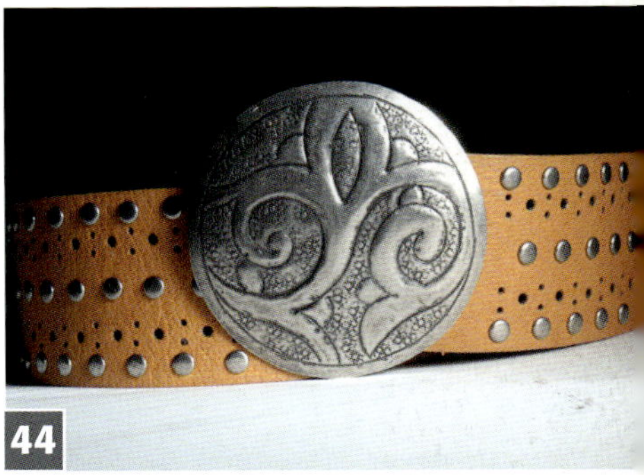
44

- Setzen Sie helle, freundliche Farbakzente am Oberkörper (Blazer, Bluse, Shirt etc.) und/oder mit einem Tuch oder Schal. Helle Farben wirken immer freundlich und zugänglich. Sie signalisieren Ihrem Gegenüber: Hier ist mit einem »offenen Ohr« und Aufmerksamkeit zu rechnen! (42)
- Vermeiden Sie starke Kontraste und achten Sie auf weiche Farbübergänge (z. B. zwischen Blazer und Bluse, Shirt und Schal etc.).
- Spitze und eckige Formen sind kontraproduktiv, denn sie signalisieren: »Vorsicht, Ecken und Kanten!« Greifen Sie deshalb besser zu Schuhen mit runden Schuhkappen, runden Schmuckformen, abgerundeten Brillengläsern (43), geschwungenen Garderobenmustern und Gürtelschließen (44) sowie Blusen mit abgerundeten Krägen.

VERFÜHRERISCH (SIEHE »EROTISCH«)

WEIBLICH, WEICH (SIEHE »FEMININ«)

WARMHERZIG

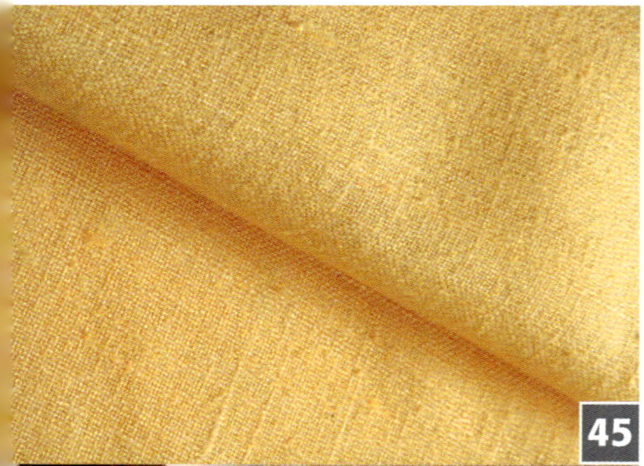
45

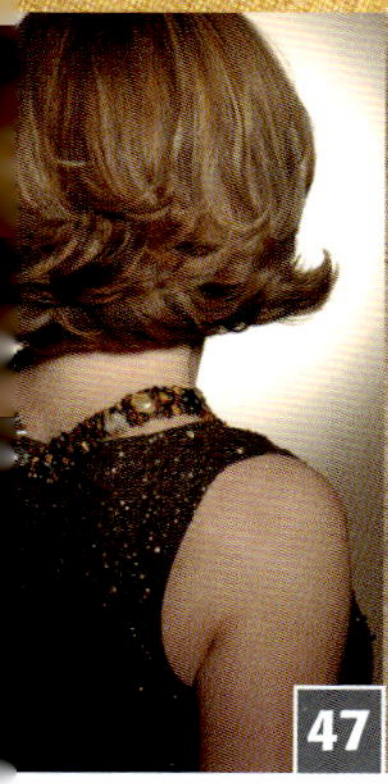
47

46

- Greifen Sie zu warmgrundigen Farbtönen. Diese wirken sympathisch, zugänglich und signalisieren: »Mit mir kannst du reden – ich habe Verständnis!« (45)
- Wählen Sie unterschiedliche, freundliche, hellere Farben für Ihre Kleidung und kombinieren Sie diese miteinander.
- Mit Naturmaterialien oder pflegeleichten Stoffen (46) und in lässigen Schnitten zeigen Sie, dass Sie unkompliziert sind und Ihr Gegenüber keine Hemmungen zu haben braucht, Sie anzusprechen.
- Bitte achten Sie außerdem darauf, dass Ihre Kleidung aus weichen, griffigen Materialien besteht, in denen Sie keine »raschelnde Distanz« aufbauen, wie sie bei eher steifen Materialien entsteht.
- Wussten Sie, dass glänzende, duftende Haare erwiesenermaßen Sympathien bei anderen auslösen? Dies können Sie für sich nutzen, wenn Sie warmherzig wirken möchten. (47)

ZIELORIENTIERT

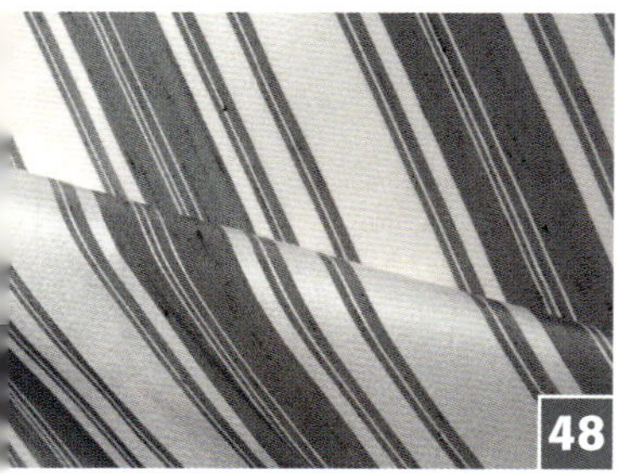
48

- Betonen Sie die geraden Linien in Ihrer Kleidung: Linierte Muster (48), Streifen in allen Variationen und regelmäßige Stoffstrukturen in schnörkelloser Verarbeitung sind bestens für Sie geeignet und lassen Sie zudem sachlich wirken!

- Hochwertige Stoffe in schlichter, klassischer Verarbeitung machen deutlich, dass Sie Qualität und am Ziel orientierte Inhalte anbieten. (49)
- Neutrale Farbkombinationen in eher dunklen Tönen (Dunkelgrau, Dunkelblau, dunklere Brauntöne) für Ihre Basisgarderobe geben Raum für das Thema. Damit erscheinen Sie klar und präsent.
- Ein kleineres, geometrisches Muster vermittelt zusätzlich, dass Sie eindeutig am Ziel orientiert sind.

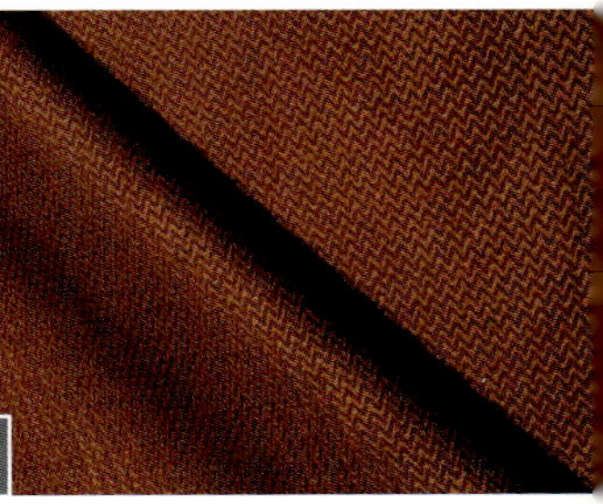

49

ZUVERLÄSSIG

- Tragen Sie auf zwei Dritteln Ihrer Kleidungsfläche dunklere, gedämpfte Farbtöne wie z. B. Dunkelblau, Dunkelbraun, sehr dunkles Grün etc. (50)
- Halten Sie Ihr Farbstyling Ton-in-Ton und wählen Sie Stoffe mit viel Relief (d. h. voluminös und »uneben«, wie z. B. Tweed). (51)
- Achten Sie auf griffige, solide Stoffe, die nicht zu leicht sind (weil Sie darin evtl. »flatterhaft« auf Ihr Gegenüber wirken). Sie präsentieren sich damit buchstäblich greifbar und fördern auf der anderen Seite das Vertrauen in Sie.
- Verzichten Sie auf übertrieben modisches Styling, großflächige Muster und bunte Farben sowie zu viel »Firlefanz« in jedem Bereich.

50

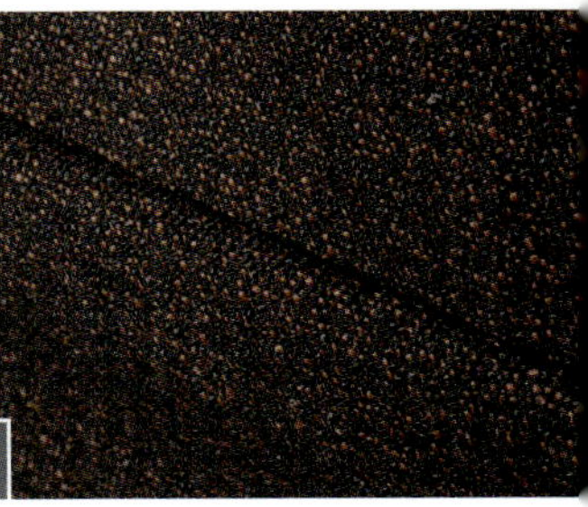

51

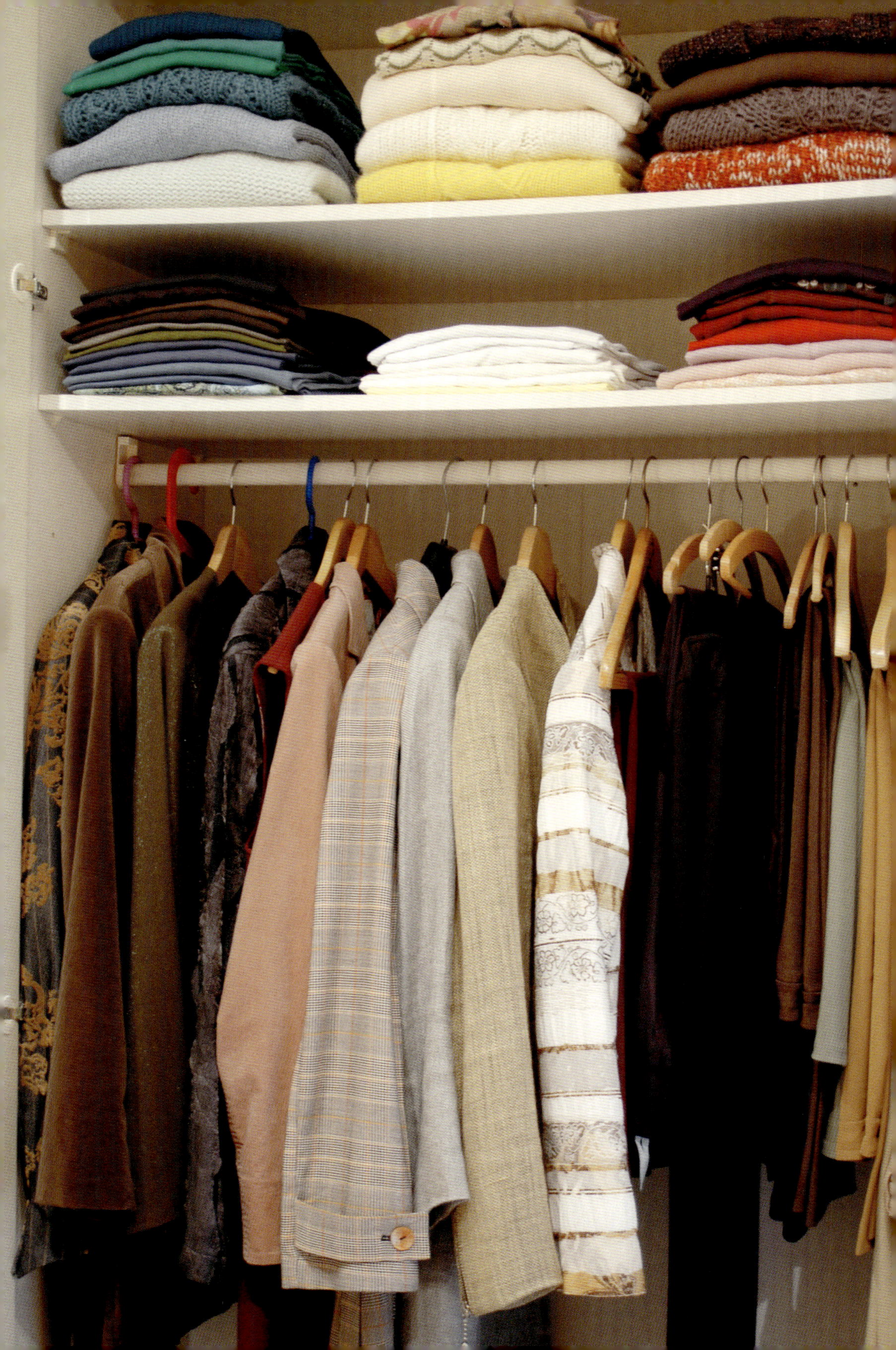

Kleiderschrank-ABC – Wie Sie das Chaos im Kleiderschrank bändigen

Ich habe nichts anzuziehen!« Dieser Satz wird fast schon als klassischer Schenkelklatscher gehandelt, wenn »Frauen und ihr Kleiderschrank« unter Männern zum Thema werden. Auch die ratlose Anschlussfrage »Was ziehe ich bloß an?« ist mehr als ein Klischee, tatsächlich gehört sie für viele Frauen zum morgendlichen, abendlichen oder situationsbezogenen Blick in ihren Kleiderschrank.

Ohne an dieser Stelle allzu tief in die Geschlechterkiste greifen zu wollen: Hinter den Schranktüren lauern Abgründe, mit denen sich Männer im Normalfall nicht auseinanderzusetzen brauchen, weil sie die geschilderte Problemstellung mangels Kleidungsvielfalt nicht erkennen. Schließlich kommen die meisten auch mit zwei Paar Schuhen und drei Hosen durchs Jahr.

»Eigentlich wollte ich mich nur schnell für den Abend beim Italiener umziehen. Im Kopf hatte ich die rote Bluse, die ich erst vor ein paar Wochen getragen habe. Inzwischen hatte ich vergessen, dass mir damals ein Knopf abgefallen war, den ich noch nicht wieder angenäht hatte. Der wollweiße Rock war momentan in der Reinigung … Und die grüne Hose saß nicht mehr wirklich, nachdem ich ein paar Kilos zugenommen hatte … Langsam war ich gestresst, denn jetzt passte wirklich nichts mehr zueinander. An sich ist mein Kleiderschrank gut bestückt, warum ist trotzdem nichts darin?« (Andrea)

Womit wir wieder beim Ausgangspunkt wären: nichts zum Anziehen! Ein Teufelskreis? Von wegen: Wir unterstützen Sie beim Sondieren, Sortieren und Systematisieren, damit Sie in Zukunft mehr Zeit und Luft für andere Dinge haben!

Bye, bye, bis zum nächsten Jahr!

Wenn es Ihre Platzverhältnisse erlauben, dann lassen Sie nur die Kleidung im Schrank (oder zumindest in etwa auf Augenhöhe), die jahreszeitlich gerade aktuell ist. Trennen Sie sich also bis zum nächsten Jahr von Ihrer Frühlings-/Sommer-Garderobe, wenn Herbst und Winter vor der Tür stehen und umgekehrt. Eine gute Gelegenheit übrigens, den Schrank auszuwischen, ihn mit frischem Mottenpapier und Duftsäckchen zu bestücken und zu überprüfen, ob alle Kleiderbügel stabil genug sind.

Sondieren – Was geht, was bleibt?

Je länger Kleidungsstücke im Schrank hängen, desto enger werden sie! Deshalb seien Sie realistisch: Wahrscheinlich werden Sie nicht mehr in zu enge Kleidung passen – und wenn doch, dann kaufen Sie wahrscheinlich zur Belohnung ein neues Stück und tragen nicht die Jeans von vorgestern! Auch bei Ihren Fehlkäufen ist eine mutige Entscheidung zur Entsorgung die bessere Idee: Wenn Sie Stücke länger als ein, zwei Jahre nicht getragen haben, dann wird sich dies vermutlich nicht mehr ändern – also weg damit!

Den Rest überprüfen Sie nun mit Argusaugen. Gehen Sie kritisch Stück für Stück durch und stellen Sie fest, ob alles in Ordnung ist, denn im Kleiderschrank sollten sich nur Kleidungsstücke tummeln, die sofort tragbar sind. Sind alle Knöpfe angenäht? Nähte und Säume okay? Risse ausgebessert? Wollsachen vom Appetit der Kleidermotten verschont geblieben?

Sortieren – Basics, Modisches, Accessoires

Auch zeitlose Basics bedürfen ab und zu einer kritischen Inspektion, denn Revers und Krägen sind der Mode unterworfen, genau wie Rocklängen oder Hosenschnitte. Ein graues, schwarzes oder dunkelbraunes Basis-Outfit alleine ist also nicht das Maß aller Dinge! Dennoch gilt: Basics, die Sie ein paar Jahre tragen möchten, sollten Sie in mode-resistenten Farben kaufen. Dazu zählen die unbunten Töne sowie Dunkelblau, Dunkelbraun, Camel etc. Achten Sie auf Qualität und investieren Sie in Ihre Basics in jedem Fall mehr als in Modisches.

PRAXIS

Unverzichtbar in jedem Kleider- und Schuhschrank:

- Eine Bluse in zeitlosem Schnitt, die richtig gut zu Ihnen passt.
- Eine gut geschnittene Qualitäts-Jeans in ausreichender Länge, die vielseitig verwendbar ist und in der Sie sowohl mit Pumps als auch mit Sneakers eine gute Figur machen.
- Schwarze Pumps, weil sie ebenfalls vielfältig kombinierbar sind.
- Ein farbiges Tuch oder ein bunter Schal, der ihre unbunten Basics aufpeppt.
- Ein hochwertiger Mantel oder Blazer, den Sie überall mithinnehmen können. Außerdem passt er sowohl zum Rock als auch zur Hose und bringt nicht viel Eigengewicht mit.
- Gute Kleiderbügel mit Schulterbetonung und Holz-Schuhspanner)

Modisches und Accessoires müssen nicht vom Designer kommen, denn bekanntlich kommt Mode schnell aus der Mode. Im nächsten Jahr ist Pink unter Umständen ein No-Go und zur Modesünde degradiert. Das raffiniert gewickelte Top weicht dem Hängerchen. Oder die Cowboystiefel der klassischen Stiefelette. Überlegen Sie deshalb zweimal, wie viel Sie in Modisches investieren können und wollen!

Besonders effektvoll innerhalb eines modischen Outfits sind trendige Accessoires (Tasche, Tuch, Handschuhe, Gürtel, Brille …), denn Accessoires nehmen zwar die kleinste Fläche in Ihrem Außenauftritt ein, haben aber die größte Wirkung und beanspruchen folglich erhebliche Aufmerksamkeit!

Bitte unterziehen Sie auch Ihre Accessoires alle fünf bis sieben Jahre einer Inspektion: Passt das filigrane Silberarmband wirklich noch an Ihr Handgelenk? Sind die Sternchen-Ohrringe noch hip – oder können Sie Ihrer Nichte damit eine große Freude machen? Und erinnert die Filztasche nicht eher an einen Brotbeutel?

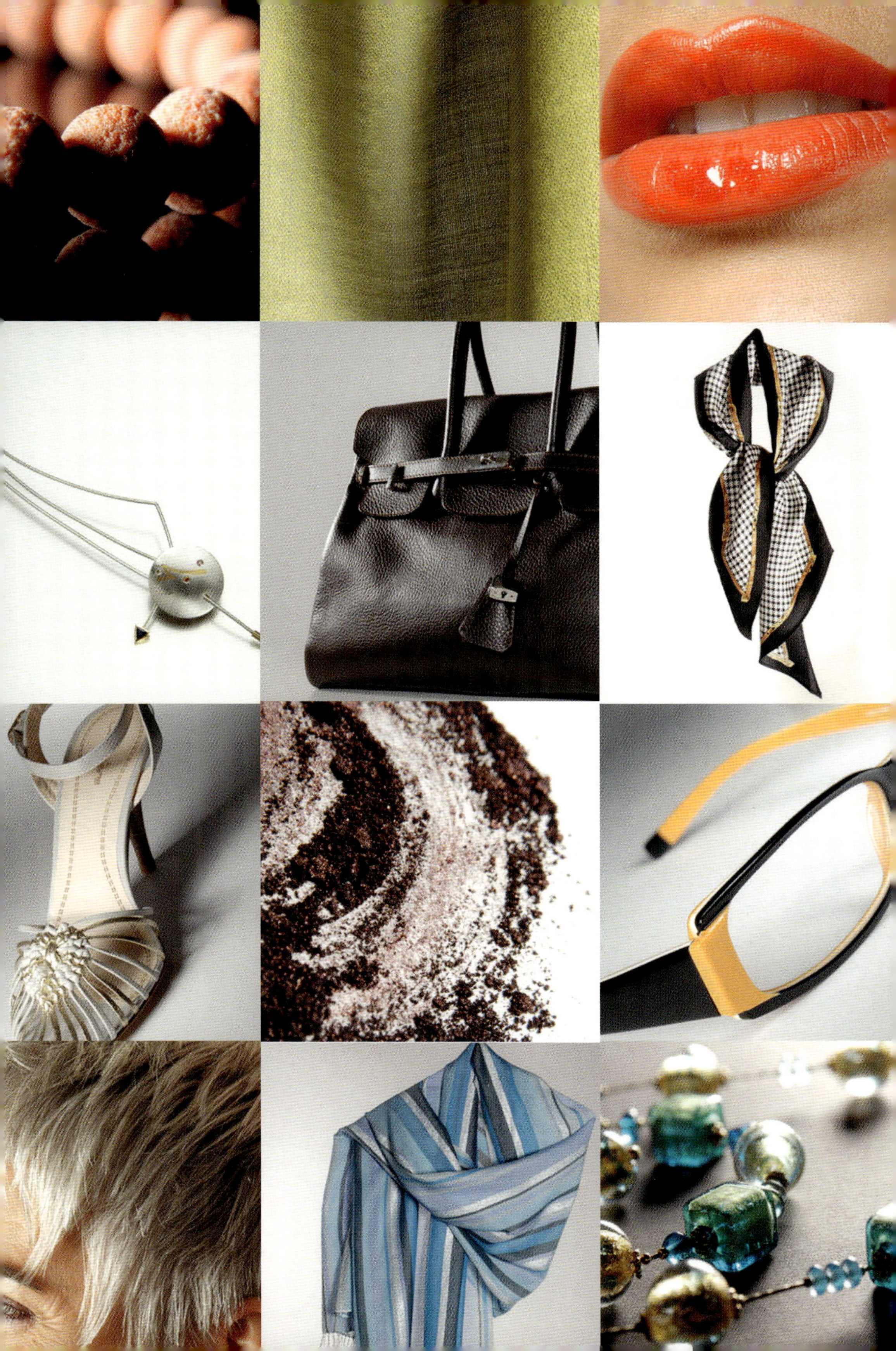

PRAXIS

Besorgen Sie sich transparente Organza-Säckchen in Ihren Lieblings-Kleidungsfarben. Darin bewahren Sie den passenden Schmuck zum jeweiligen Outfit auf – damit Sie mit einem Griff komplett gestylt sind. Außerdem: Hängen Sie Schals oder Tücher mit den jeweils passenden Oberteilen zusammen. Und für besondere Gelegenheiten: passende Wäsche im Wäschesäckchen gleich dazu hängen!

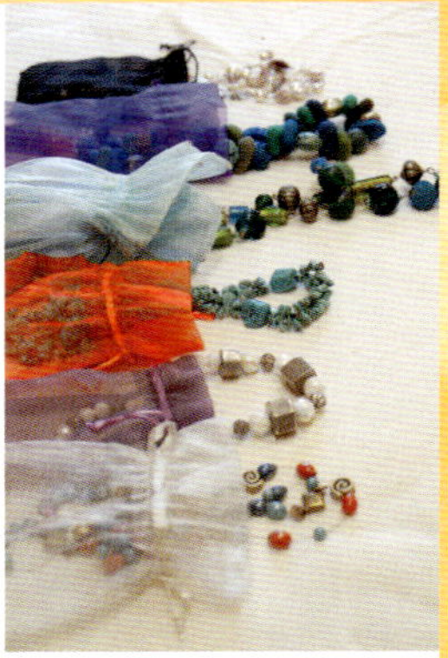

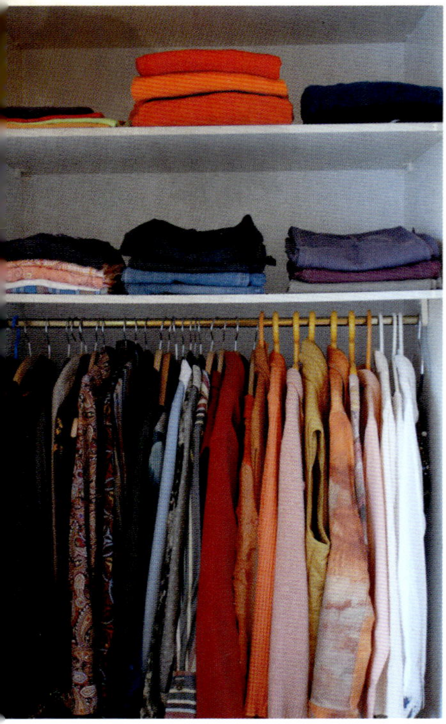

Systematisieren – Ab jetzt mit Plan und Ziel!

Den besten Überblick über die Farben in Ihrem Kleiderschrank erhalten Sie, wenn Sie zunächst alle Rot-Orange-Rosé-Pinktöne zusammenlegen, alle Blau-Petrol-Türkistöne, alle Grün- und Gelbtöne, alle Naturtöne … Schnell werden Sie Ihren Farbschwerpunkt feststellen! Danach betrachten Sie Ihr Sortiment und definieren die Farbqualität: Was kommt an? Wie wirken die Kleidungsstücke, wenn sie farblich geordnet beieinander liegen? Klar oder gedämpft? Hell oder dunkel? Lassen Sie Ihren Blick großzügig über den gesamten Inhalt Ihres Kleiderschranks schweifen: Findet sich darin viel Buntes und Kontrastreiches? Oder haben Sie Unbuntes bzw. monochrome Farbstellungen (d. h. Ton-in-Ton) gerne? Im Kapitel »Farbgefühl« haben wir die wichtigsten Parameter für Sie zusammengestellt!

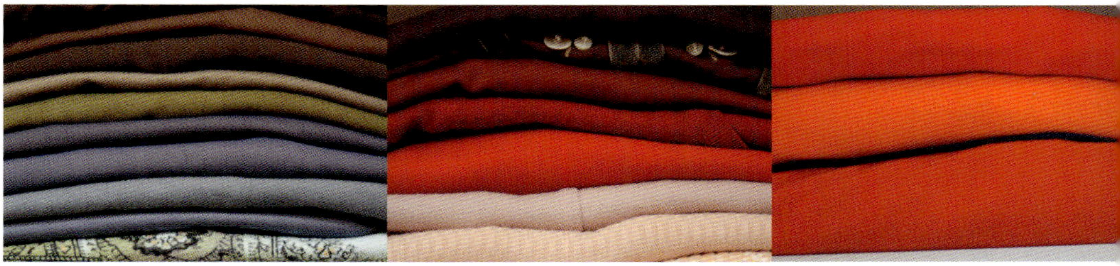

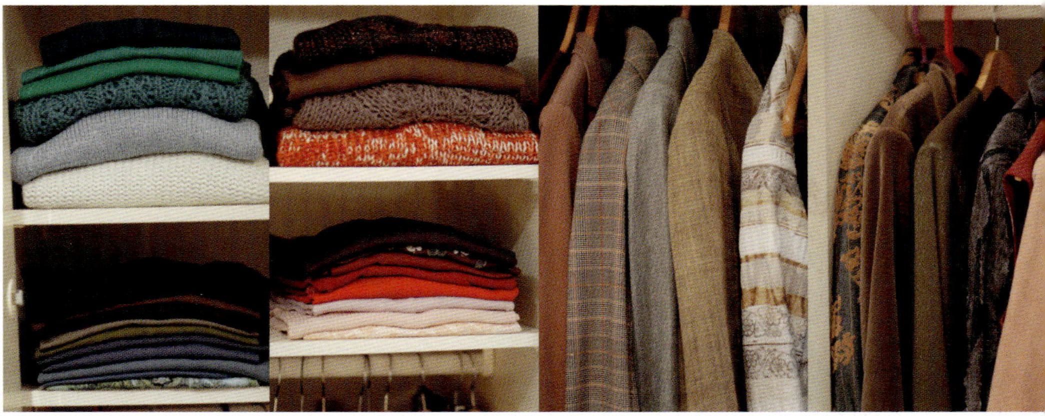

Steht das Sommerhalbjahr vor der Tür, dann ordnen Sie Ihr persönliches »System« von dunkel nach hell, weil in helleren, wärmeren Monaten gerne und häufig helle Farbtöne bevorzugt werden. Steht der Winter vor der Tür, dann liegen die dunklen T-Shirts und Hosen oben auf den Stapeln, weil mit abnehmendem Licht und fallender Temperatur auch das Farb- und Helligkeitsbedürfnis der meisten Menschen abnimmt.

PRAXIS

Systematisieren ja – aber mit Spaß und ganz spielerisch! Finden Sie Ihre eigenen Stichpunkte oder Ihr eigenes Farbbild im Kopf: Blau-, Türkis- und Weißtöne könnten beispielsweise unter dem Motto »Karibik« zusammengefasst werden. Rot-, Braun- und Beigetöne unter »Arizona«, Grün-, Schilf- und Schlammfarben nach der Devise »Rund um den Teich«. (Mehr Impulse dazu im Kapitel »Farbgefühl«). Ihr höchst persönliches Kopfkino unterstützt Sie künftig auch bei Neukäufen und verhilft Ihnen zu Ihrer individuellen Wohlfühl-Farbharmonie!

Es ist übrigens völlig ausreichend, wenn Sie drei unterschiedliche Farbgruppen im Schrank haben, die Sie miteinander oder mit neutralfarbenen, unbunten Basics kombinieren. Mehr Farben führen nicht zwangsläufig zum gekonnteren Farbstyling, ganz im Gegenteil: Wenn Sie ein »Farbgeländer« haben, das Sie gut und bewährt durch alle Jahreszeiten und mehrere Jahre führt, ist dies meistens besser einsetzbar und stimmiger in den verschiedensten Situationen!

Und in Zukunft – Zu Ihnen und Ihrem Leben passend!

Last, not least: Überlegen Sie, wie Sie in Zukunft wirken wollen – und was deshalb mehr werden soll in Ihrem Kleiderschrank. Natürlich geht es nicht darum, sich zukünftig ausschließlich auf eine der vier nachstehenden Möglichkeiten zu fixieren. Es geht auch nicht darum, ein Leben lang bei »einem Typ« zu bleiben. Vielmehr liegt uns sehr am Herzen, dass Sie Ihren Kleiderschrank in eine aktuell stimmige Richtung bringen und an Ihre Lebens- und Arbeitsbedingungen, Ihr Lebensalter und Ihre sich womöglich ab und zu ändernde äußere Form anpassen!

Damit dies gelingt, wählen Sie bitte eine der folgenden Möglichkeiten aus, die Ihr zukünftiges Image am deutlichsten trifft:

A ❑ Ich möchte weicher, femininer und verbindlicher wirken

B ❑ Ich möchte klarer, sachlicher und eindeutiger wirken

C ❑ Ich möchte unkomplizierter, bodenständiger und natürlicher wirken

D ❑ Ich möchte extravaganter, unangepasster und kontrastreicher wirken

Ihr neues Kleiderschrank-Motto mit passenden Tipps für einen Neustart lesen Sie hier:

A – ES WERDE LICHT!

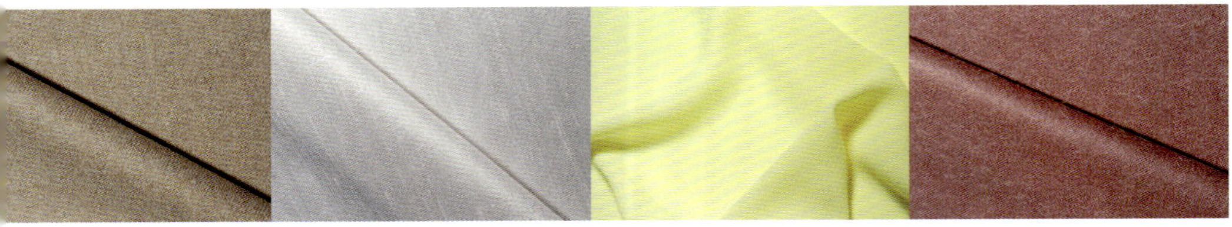

- Verstärken Sie die eher hellen neutralen Basics (Beige, Camel, helle Grautöne)
- Kombinieren Sie mit frischen oder sanften Farben, die harmonisch wirken
- Bauen Sie gezielt mehr figurbetonte, weich fallende Kleidungsstücke ein
- Greifen Sie zu leichten bis mittelschweren Stoffen mit schönem Glanz und merzerisierten, flauschigen Garnen im Strickbereich

B – LOCKER VOM HOCKER!

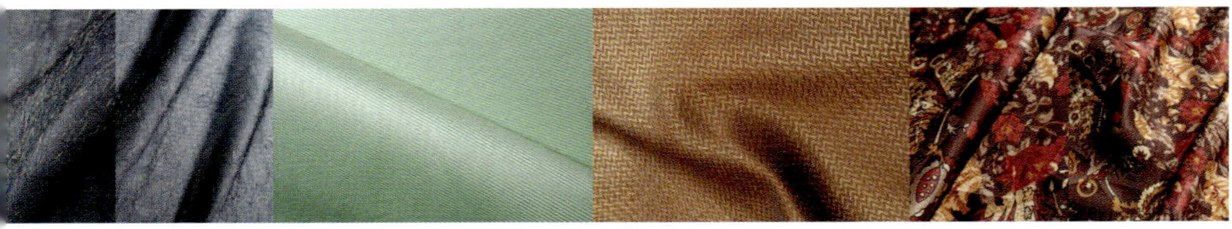

- Verstärken Sie Ihre bequemen und vielseitig einsetzbaren Basisteile in nicht zu strengen Schnitten
- Wählen Sie pflegeleichte, natürliche Materialien, die funktional und vielseitig einsetzbar sind
- Kombinieren Sie Ton-in-Ton oder greifen Sie zu Naturtönen auch mit farbigem Unterton (z. B. Graubraun, Grüngrau, Blaugrau)
- Setzen Sie Akzente in gedämpften Farben

C – DER TON MACHT DIE MUSIK!

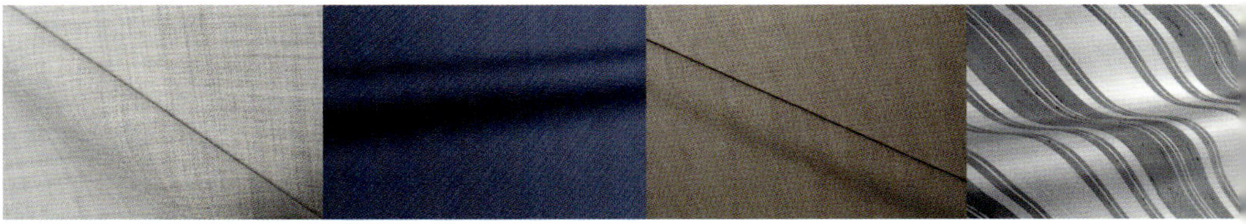

- Greifen Sie zu schlichten, qualitativ hochwertigen Basics in eleganten Schnitten und Stoffen
- Wählen Sie dafür neutrale, mittlere Farbtöne, die klar wirken (z. B. Grau, Dunkelblau) und keine Interpretation zulassen
- Kombinieren Sie mit subtilen, eleganten Farben wie Crème, Graubeige, Steingrau, Braun, die Sie in dezenter Abwechslung tragen, und meiden Sie starke Kontraste
- Bauen Sie gezielt entspannte Eleganz und ausgewogene Proportionen in Ihre Garderobe ein, ohne dabei streng oder »bieder« zu wirken

D – AUS DEM RAHMEN FALLEN!

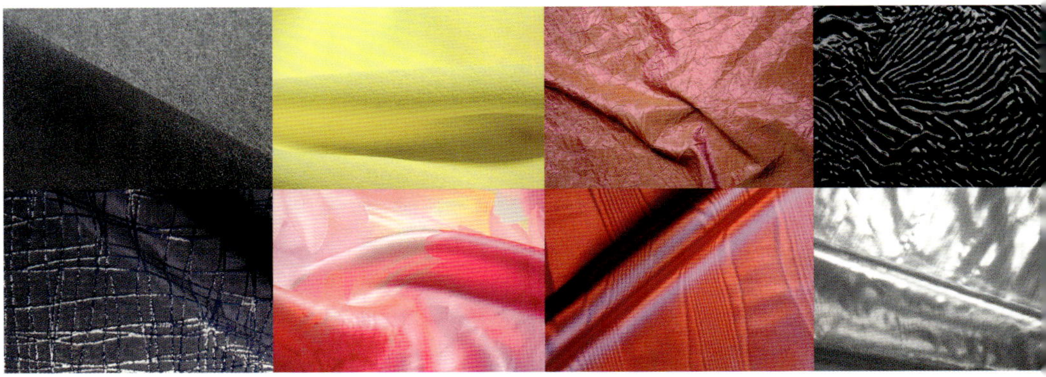

- Greifen Sie zu dunklen Neutraltönen (Schwarz, dunkle Brauntöne, dunkle Grautöne)
- Setzen Sie starke Kontraste mit kräftigen Farbakzenten

- Achten Sie auf moderne Schnitte, interessante Details und bauen Sie gezielt Asymmetrien, unterschiedliche Lagen und Längen ein
- Kombinieren Sie ungewöhnliche Texturen zu einem spannenden Materialmix

Stilistische »No-Gos«

Wenn Sie im Schwimmbad vom Beckenrand aus den Fünfmeterturm betrachten, dann kann Ihnen dieser relativ niedrig vorkommen. Nehmen Sie jedoch eine andere Perspektive ein, z. B. auf dem Sprungbrett dort oben, sind fünf Meter plötzlich relativ viel: Alles im Leben ist folglich relativ, deshalb gibt es für uns auch nur wenige gravierende »Stilsünden«: Immer spielen Alter, Anlass oder Umgebung, in der Sie sich bewegen, eine große Rolle. Was in Deutschland zu den Tabus zählt, ist in anderen Ländern ganz normal und umgekehrt.

Als Beispiel: Damenbeine ohne Strümpfe gelten zwar bei uns als wenig ästhetisch, werden aber in der Freizeit und im Sommer akzeptiert. In den USA wird derselbe Sachverhalt naserümpfend bewertet. In Italien sind braune Schuhe zum Business-Outfit üblich, in Deutschland werden sie als glatter Stilbruch angesehen. Stil und Stilsicherheit liegen eben durchaus auch im Auge des Betrachters, übrigens auch zwischen den Geschlechtern: Was Männer toll finden, wird von Frauen oft schon mit aufgestellten Nackenhaaren beäugt.

Glitzernder Schmuck, knallrote Fingernägel und Minirock sehen bei jungen Frauen meistens super aus, ab 40 jedoch häufig nicht mehr. Tiefe Ausschnitte, High Heels und Knallfarben haben durchaus ihren Platz im Privatleben, aber im Job oder bei Bewerbungsgesprächen haben sie definitiv nichts zu suchen.

In anderen Worten: Immer dann, wenn Sie sich bei einem der unten aufgeführten Punkte fragen, ob »das noch geht«, dann empfehlen wir Ihnen: besser nein!

Wir beraten und fotografieren seit Jahrzehnten die unterschiedlichsten Frauen und haben ein paar Anhaltspunkte für Sie zusammengestellt, die wir hilfreich finden. Stilistische »No-Gos« sind:

ZU VIEL

- Haut an den falschen Stellen (Oberarme, Dekolleté, Bauch, Beine)
- Behaarung an den falschen Stellen (Achseln, Bikinizone, Beine)
- Körper in zu enger Kleidung bei sich abzeichnender Wäsche
- Make-up, Parfum und Schmuck

ZU WENIG

- Körperpflege (Körpergeruch, Hände und Nägel, Haare: Styling und Nachwuchs)
- Garderobenpflege (ramponierte, ungeputzte Schuhe, ungebügelte, abgetragene, unmoderne, schlampige Kleidung)
- Qualität bei Stoffen und in der Verarbeitung Ihrer Kleidungsstücke
- Gespür für Anlass, Alter, Umgebung

IN EIGENER SACHE

Jedes Medium hat Möglichkeiten und Grenzen – so auch ein Buch. Es ist nicht möglich, für alle Fragen und Problemstellungen Antworten parat zu haben und Lösungsansätze aufzuzeigen, die jeder Leserin gerecht werden. Nur eine Face-to-Face-Beratung bei einer qualifizierten Beraterin bringt Sie weiter, wenn Sie maßgeschneiderte Unterstützung benötigen.

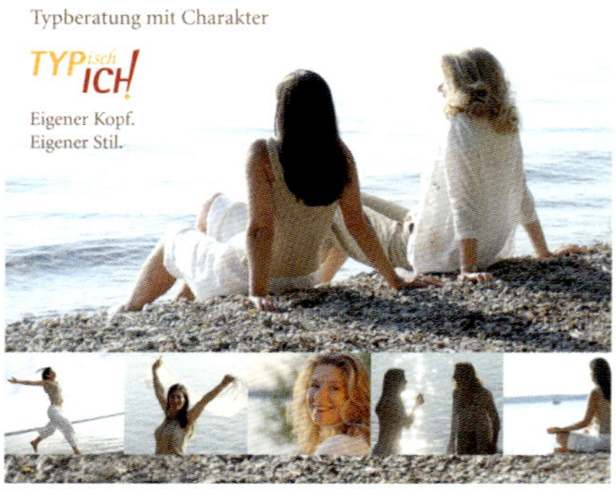

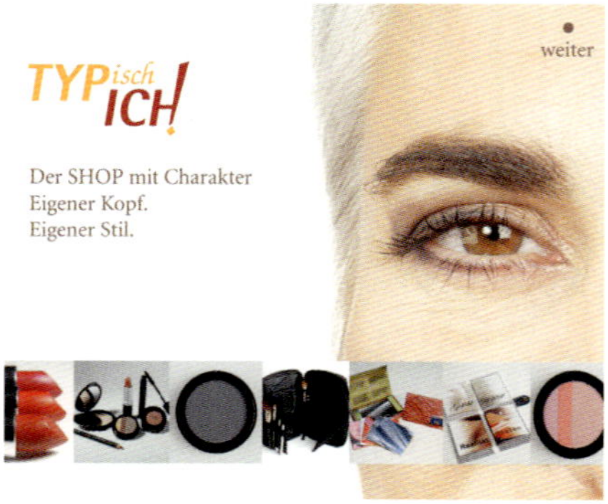

Besuchen Sie uns auch im Internet unter www.typisch-ich.com: *TYPisch ICH!®* ist Deutschlands erste umfassende virtuelle Profilberatung und versteht sich als interaktives Webangebot. Auf Basis von online abgefragten Daten erhalten Sie ein Maximum an Tipps, Vorschlägen und Aha-Effekten zu allen Aspekten eines gelungenen, glaubwürdigen Auftritts. Auf unserem Portal können Sie sich im »Schnupperbereich« einen Einblick verschaffen. Die kostenpflichtige Vollversion steht Ihnen für EUR 9,95 zur Verfügung.

TYPisch ICH!® ist eine Typberatung mit psychologischem Ansatz und ein virtueller Profiling-Ratgeber. Hier können Sie Ihre Persönlichkeit besser kennenlernen und Ihre Potenziale entdecken. Aus Ihren Erkenntnissen und unseren Vorschlägen bauen Sie sich einen sehr individuellen, veränderbaren und nachvollziehbaren Stil auf. Viele differenzierte, durchdachte und flexibel gestaltete Einzelmodule garantieren Ihnen, dass es sich nicht um eine starre »Schubladenberatung« handelt – und das Thema in einer Tiefe, Qualität und Fülle aufbereitet wird, die einzigartig ist.

TYPisch ICH!® präsentiert zusätzlich mit ca. 1100 Fotos Stoffe, Muster und Farbanmutungen zum persönlichen Download.
Unterschiedliche Hairstyling- und Make-up-Vorschläge für Beruf und Privatleben, Markenzeichen, Accessoires oder ein präzises Sozial- bzw. Kompetenzprofil für Bewerbungsunterlagen und Eigenpräsentation beleuchten das Thema »Wer bin ich und wie zeige ich, was in mir steckt?« für einen rundum gelungenen Außenauftritt.

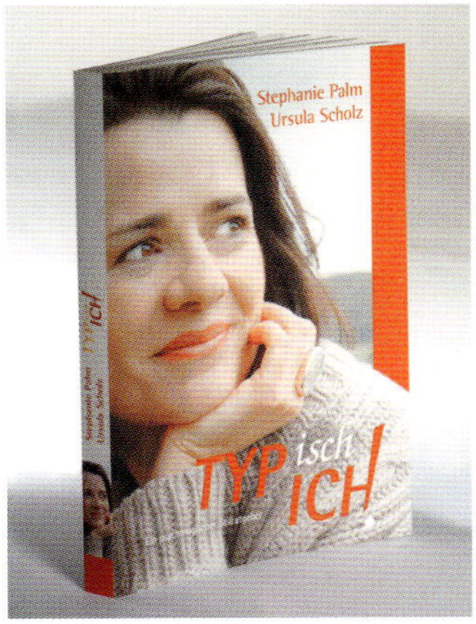

Das gleichnamige Buch ist erschienen bei
Books on Demand 2008:

Stephanie Palm & Ursula Scholz
TYPisch ICH!
Ein psychologischer Stilratgeber
248 Seiten, EUR 24,90
ISBN 978-3-8334-8998-3

Herzlichen Dank an dieser Stelle noch einmal allen, die unserem Buch ihr Gesicht gegeben haben – allen voran unseren Models aus dem Projekt *TYPisch ICH!*®. Ein dickes Dankeschön auch an Uschi Roth, Inhaberin der *Roth Friseurwelt* (www.rothfriseurwelt.de): Sie hat mit ihrer Kompetenz dafür gesorgt, dass wir unseren Leserinnen die Köpfe und Gesichter auf unseren Fotos so ansprechend, professionell und typgerecht präsentieren können. Wir bedanken uns auch vielmals bei der Firma *ColorCircus*, ganz besonders bei Claudia Huber-Eustachi, die uns alle Fotos der ColorDiscs im Kapitel »Farbgefühl« grafisch aufbereitet hat (www.colorcircus.de). Last, not least ziehen wir den Hut vor Gabriele Brandau, Mentaltrainerin und Coach (www.gabriele-brandau.de): Schreibblockaden und schriftstellerische Krisen gehören sicher dazu, wenn man ein Buch schreibt. Wenn frau weiß, wo sie Unterstützung findet, um sie zu beheben, halb so schlimm!

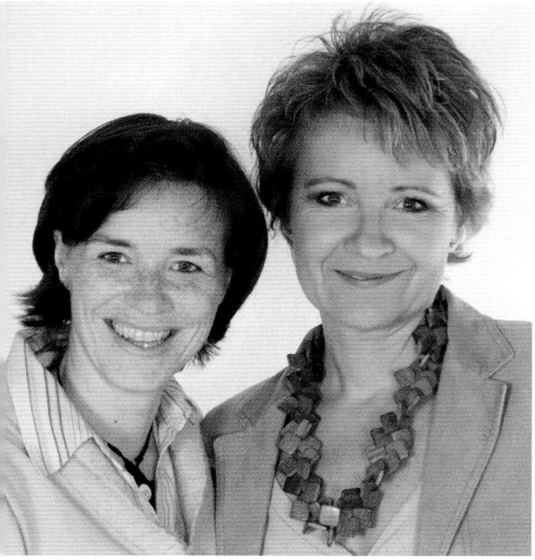

WIR ÜBER UNS

STEPHANIE PALM (im Foto rechts), geboren 1960, ist erfahrene Image-, Stil- und Typberaterin. Seit 1995 leitet sie dazu an, besser auszusehen, besser aufzutreten und positiver zu wirken. Seither schätzen Privatpersonen und Firmen ihre anschaulichen Tipps und ihre sympathische Art und beschreiben ihr Vorgehen als erfrischend, offen und zielführend.

Stephanie Palm ist mehrfache Buchautorin und beschreibt in ihren Büchern die Zusammenhänge zwischen Persönlichkeit und individuellem Stil. Außerdem ist sie gefragte Trainerin zu allen Fragen des Outfits und Auftritts, der Persönlichkeit und des Selbstmarketing in Wirtschaftsunternehmen und Lehrbeauftragte in Fachhochschulen, Schulen und kommunalen Instituten für Pädagogen und Führungskräfte. Dort vermittelt sie das Know-how für eine gelungene Verbindung von innerer Haltung, äußerem Erscheinungsbild und positiver Ausstrahlung. Ihr Credo für Persönlichkeit lautet: »Ihr Ich prägt das Innen. Ihr Innen wirkt nach außen. Im Außen schärft sich Ihr Profil. Als Basis für ein erfolgreiches Miteinander!«

Nähere Informationen zu ihrer Tätigkeit als Imageberaterin, zum Internetportal *TYPisch ICH!*® und zu *FACE-ination: Faszination Gesicht*® erhalten Sie auf ihren Internetseiten. Sie freut sich über Feedbacks und Kontakt!

URSULA SCHOLZ (im Foto links), geboren 1972, ist kreative Fotokünstlerin mit Schwerpunkt Porträt-, People- und Eventfotografie. Ihre ganz besondere Leidenschaft und Begeisterung gilt dem Thema »Charakterporträt«.

Nach ihrer Ausbildung zur Fotografin begann sie ihre Karriere zunächst als angestellte Fotografin, später als Studioleitung und Ausbilderin bei mehreren renommierten Fotoateliers. Der Abschluss des Meisterkurses mit Auszeichnung der bayerischen Staatsregierung war Startschuss und solide Basis für ihre Selbstständigkeit: Seit 2002 ist sie in ihrem eigenen Studio in München tätig.

Ihre große persönliche Stärke liegt in ihrem offenen Wesen und der verbindlichen Art, mit Menschen umzugehen. Damit gelingt es ihr mühelos, bei Fotoshootings eine Atmosphäre herzustellen, in der selbst vermeintlich kamerascheue Menschen »fotogen« werden.

Außerdem geht sie seit 2003 in der Zusammenarbeit mit Stephanie Palm neue Wege: Mit dem gemeinsamen Konzept PHOTO + PROFIL sind beide seither in Workshops, Seminaren und auf Messen erfolgreich; außerdem verbindet sie das gemeinsame Projekt *TYPisch ICH!*® mit gleichnamigem Internetportal und Buch.
Ursula Scholz lebt mit ihrer Familie in Wolfratshausen bei München.

Stephanie Palm
Eversbuschstr. 235
D-80999 München

Tel.: 00 49/(0)89/81 80 17 88
Fax: 00 49/(0)89/81 88 97 86

www.stephanie-palm.de
www.typisch-ich.com
www.faszinationgesicht.de

Ursula Scholz
PHOTOGRAPHY
Mobil: 00 49/(0)160/92 97 98 11
E-Mail: ursula@scholzphotography.de

www.scholzphotography.de
www.typisch-ich.com

Wir haben uns bemüht, Zitate korrekt und vollständig wiederzugeben. Bei einigen wenigen war es trotz gründlicher Recherchen nicht möglich, die Urheber ausfindig zu machen. Der Verlag verpflichtet sich, rechtmäßige Ansprüche nach den üblichen Honorarsätzen zu vergüten.

LITERATUR- UND QUELLENHINWEISE

[1] Roney J. R., Mahler S. V., Maestripieri D.: Behavioral and hormonal responses of men to brief interactions with women. In: Evolution and Human Behavior (2003).

[2] Quian Quiroga, R.: Inferences of Competence from Faces Predict Election Outcomes. In: Science, Bd. 308, S. 1623 (06/2005).

[3] Keating, Caroline F. u. a.: Presidential Physiognomies: Altered Images, Altered Perceptions. In: Political Psychology. Bd. 20, S. 593 (1999).

[4] Willis J., Todorov A.: First Impressions: Making Up Your Mind After a 100-Ms Exposure to a Face. In: Psychological Science, Bd. 17, S. 592 (07/2006).

[5] GEWIS-Umfrage im Auftrag von Colgate Palmolive (2005).

[6] Studie der Universität Oxford. In: Journal of Obesity (2010).

Nachstehende Bücher haben uns bei der Entstehung dieses Buches inspiriert. Wir finden sie so gut, dass wir Ihnen die Titel als Leseempfehlung weitergeben möchten:

Heller, Eva: Wie Farben auf Gefühl und Verstand wirken.
München: Droemer 2000.

Hunkel, Karin: Das Arbeitsbuch zur richtigen Farbentscheidung.
München: Kailash 1996.

Johnson Gross, Kim und Stone, Jeff: Woman's Wardrobe.
London: Thames & Hudson 1995 (nur noch antiquarisch erhältlich).

Mathis, Carla und Villa Connor, Helen: The Triumph of Individual Style.
New York: Fairchild Publications Inc. 2002.

Palm, Stephanie und Pinl, Armin: FACE-Reading. München: Kösel 2004.

Palm, Stephanie und Scholz, Ursula: TYPisch ICH! BoD 2008.

BILDNACHWEIS

alle Fotos: Ursula Scholz